经方与兵法

以兵法理病机，引扼诸证之要害；
借兵法以遣药，得谙经方之妙机。

〔美国〕苏小白　著

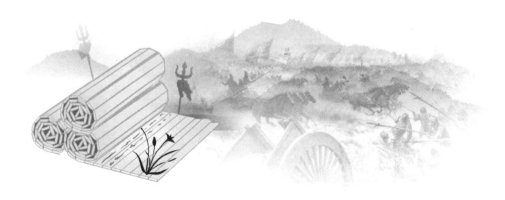

中国中医药出版社
·北京·

图书在版编目（CIP）数据

经方与兵法 /（美）苏小白著 . —北京：中国中医药出版社，2020.12
ISBN 978 – 7 – 5132 – 6132 – 6

Ⅰ . ①经…　Ⅱ . ①苏…　Ⅲ . ①经方—关系—兵法—研究—中国—古
代　Ⅳ . ① R289.2 ② E892.2

中国版本图书馆 CIP 数据核字（2020）第 174768 号

中国中医药出版社出版

北京经济技术开发区科创十三街 31 号院二区 8 号楼
邮政编码　100176
传真　010-64405721
河北省武强县画业有限责任公司印刷
各地新华书店经销

开本 710×1000　1/16　印张 14.25　字数 202 千字
2020 年 12 月第 1 版　2020 年 12 月第 1 次印刷
书号　ISBN 978 – 7 – 5132 – 6132 – 6

定价　58.00 元
网址　www.cptcm.com

社 长 热 线　010-64405720
购 书 热 线　010-89535836
维 权 打 假　010-64405753

微信服务号　zgzyycbs
微商城网址　https://kdt.im/LIdUGr
官 方 微 博　http://e.weibo.com/cptcm
天猫旗舰店网址　https://zgzyycbs.tmall.com

如有印装质量问题请与本社出版部联系（010-64405510）

孙序

　　华夏文明，悠悠五千年矣。能以枝繁叶茂，绵绵不绝，子孙兴旺者，盖医药之功也。东汉大医张机仲景，熔理法方药于一炉，成《伤寒杂病论》一书，令医经落地，《内》《难》有实。其理法如日月经天，其方药如江河泻地，泽被苍生，垂范千古，故人尊医圣，法奉经方。经者，经典之谓，常、法、径之义也。三世不易其说谓之常，医界共遵其轨谓之法，依之可复生生之道谓之径。

　　魏晋以降，精研《伤寒》，发挥经方者，何止千家之众。或复简重编，铺排章序，以修其貌；或方证同条，比类相附，以发其旨；或从经脉，辨位定性，拾遗补缺；或经论互参，辨证明理，以彰体用。林林总总，精彩纷呈，此皆以医研医之法也。

　　然则百家思想，源流交错，相互激荡，竞灿先秦，而医家自居其一也。其哲学思想，理论方法，汲自各家。阴阳五行，天人同构，源于阴阳家；因天之序，养气持满，趋利避害，取自道家；脏腑官能，君臣佐使，得于儒家；而因势利导，固本驱邪，则援自兵家。故梳理源流，比类旁通，亦问学之一法也。惜乎乏人问津。

　　夫兵法究敌我攻守之势，克敌制胜之法。医学明正邪虚实之际，扶正祛邪之道。自古以兵法喻医道者，代有其人。远如《灵枢·逆顺》之论"兵法曰：无迎逢逢之气，无击堂堂之阵。刺法曰：无刺熇熇之热，无刺漉漉之汗"，近如吴鞠通之说"治外感如将，兵贵神速，机圆法活，祛邪务尽，善后务细"，以及尤在泾之言"兵无向导则不达贼境，药无引使则不通病所"，乃至徐灵胎《用药如用兵论》之篇。然则，前贤皆浅尝辄止，少有潜心着墨。而系统比较经方与兵法，相互发明，条分缕析，完璧钩沉，深入探究者，苏小白堪称古今第一人也。

苏小白者，河南药乡禹州人士也。幼染药草之香，家承医易之道。无论身居东土或美西，顺境或逆境，皆能勤于思考，笔耕不辍，乃至厚积薄发，著作等身。更于不惑之年，钟情国医之道，潜心经方之旨，博览群书，慧心独运，专攻经方与兵法之比较研究，发前人所未发，硕果累累，自成一格。今大作行将付梓，嘱余作文以序之。

余研览小白之文，洋洋洒洒，一气贯通。兵法典故，了如指掌。《伤寒论》《金匮要略》，信手拈来。更妙在不死于句下，而既能出乎其外，以观其貌，又能入于其内，以窥其幽，自由自在，游刃有余。引后学入胜，启先进省思。

此书尤以"经方中的'孙子兵法'"一章最为精彩。其以正邪虚实、因敌变化解栀子豉汤类之变通，以兵势正奇释白虎加参汤之奥妙，以穷寇勿迫喻阴阳自和者病自愈之淡定，以九变机利阐八纲阴阳之要旨，以兵非益多论麻桂承气之悍力，以并力取人析相须相使之功倍，以用间之妙体悟黄连汤寒热同用之殊绝……凡此种种，使兵法与伤寒互参互证，水乳交融，读来颇有醍醐灌顶、茅塞顿开之感。

夫学问之道，贵能独辟蹊径，推陈出新，而不必高深宏大，求全责备。但有新知新解，且能言之成理，发蒙解惑，饶毅同道，则纵无足金之赤，纸贵之期，亦可成一家之言而传于后世。

孙 非

北京中医药大学博士

东国大学洛杉矶分校博士班指导教授

世界中医药学会联合会内科专业委员会常务理事

东国大学洛杉矶分校前董事、附属医院院长、博士研究生院院长

2020 年 7 月于洛杉矶

包序

　　"秀才学医，如笼中捉鸡"，说明了"文是基础医是楼"，要学好中医必具扎实的文史哲基础知识。钻研中医经典著作是学好中医的必经之路。然而，中医经典著作文字古雅，语言艰涩，理论深奥，如没有足够的文史哲基础知识的培训与积累，则很难达到真正掌握中医经典著作精髓之境地。如果我们能借助某些"他山之石"的精神与技巧来学习或钻研中医经典著作，多有事半功倍的效果。

　　中国汉朝医圣张仲景所著之《伤寒杂病论》堪称中医经典之巨制，被后世分为《伤寒论》及《金匮要略》二书。其中《伤寒论》载方113首，《金匮要略》载方205首，除去重复的38方，共计280方。《伤寒论》载药90味，《金匮要略》载药192味，除去重复的76味，共计206味。因其方药出自经典，具"普、简、廉、效"的特点，被中医界奉为"经方"。它开拓了中医辨证论治的先河，古今中外的中医学家常以经方作为母方，依其用方原则而化裁出一系列的方剂。

　　春秋末期齐国人孙武所撰之《孙子兵法》是中国现存最早的兵书，也是世界上最早的军事著作之一，被誉为中国兵家经典，对中国军事学发展的影响非常深远。《孙子兵法》的思想影响超越了军事应用，亦是博弈策略的经典著作，如在棋艺对垒或运动竞技方面也有贡献，对政治、经济、商业、人事管理和市场策略等与博弈有关的领域亦有一定的指导意义，它甚至对中医医术与方药的理论和应用也有较高的参考价值。

　　将中医之经方与军事之兵法相联系，古已有之。如清代名医徐大椿著

《医学源流论》以用兵之道推论用药之道,文曰:"是故兵之设也以除暴,不得已而后兴;药之设也以攻疾,亦不得已而后用。其道同也。"其以战术比拟医术,从"知彼知己,多方以制之"的指导思想出发,说明一系列用药治病的原则,并以"衰敝之日,不可穷民力""富强之国,可以振威武"的观点提出了用药攻补的原则,最后总结说:"孙武子十三篇,治病之法尽之矣。"然将经方与兵法逐次比拟,详尽阐发者尚乏先哲。中医师苏小白君,勤奋好学,才高八斗,学富五车,为中医界难得之才子。苏医生寒窗苦读,博览文史哲群书,以"他山之石,可以为错"的精旨,悉心钻研经方与兵法的关系,涓涓不壅,终成江河,日积月累,大稿《经方与兵法》告罄,即将付梓。数周前,苏医生即致大札,谨索小序,而因案头杂务纷杳,迟迟未能交卷。今被告知印行在即,愚不能不以点墨交差。始开卷拜读,即令愚爱不释手。该著不仅富有文采,且阐述经方与兵法的关系细腻妥帖,如能悉心领会书中对各经方的剖析及解释,必有助于中医经典著作的学习与对经方的理解,用之于临床亦必更能得心应手。是书值得中医同行收藏,唯恐届时"洛阳纸贵",一书难求。

包克新博士
美国《中医科学》杂志总编辑
美国传统医药学研究院院长
东国大学洛杉矶分校教授
2020 年 7 月于美国洛杉矶

目 录

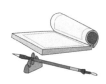

第一辑
经方中的"三十六计"

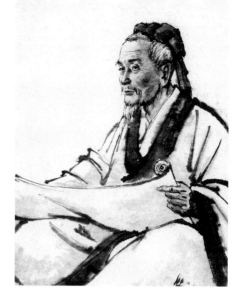

第一计 | 瞒天过海

"瞒天过海"，典出薛仁贵瞒唐太宗过海。那么，在《伤寒论》中，有没有这样一个计策的精神体现？当然有！它就在于张仲景之论述水气病中。具体是怎么一回事？且看鄙人详尽道来——

瞒天过海，是《三十六计》中的第一计。

这一计的经典掌故，当属薛仁贵瞒唐太宗过海。《永乐大典·薛仁贵征辽事略》中记载，有一年，唐太宗带兵三十万攻打东土。一日行到大海之滨，太宗看到眼前一片汪洋，白浪排空，就向手下询问过海之计。手下谋士一个个面面相觑，不得其法。这时附近村落有一豪民，请求见驾，说有过海良策，并声称三十万过海军粮他家业已独备。太宗大喜，亲领百官随这豪民来至海边。只见万户皆一彩帐遮围，十分严密。豪民老者东向倒步引帝入室。室内彩锦绣幕，地铺茵褥。帝坐。百官进酒，宴饮其乐。忽然，风声四起，波响如雷，杯盏倾侧，人身动摇。太宗警惊，忙令近臣揭幕视之，但见清清海水无穷，哪里是在豪民家做客，大军竟然已航行在大海之上了！——原来，那所谓的豪民乃薛仁贵假扮，此为瞒天（太宗）过海之计矣！

其实，"瞒天过海"突显出来的利用蒙瞒手段以达目的之诡诈法，早已被兵家所运用。据传，昔年孔融被围，太史慈突围求救。因为围者甚众，太史慈硬闯断断不行，于是他心生一计——乃带鞭弯弓，将两骑自从，各作一的持之，开门出，围内外观者并骇，哪知慈竟引马至城下堑内，植所持的射之，射毕，还。明日复然，围下之人或起或卧。如是者再，乃无复起者。慈遂严行蓐食，鞭马直突其围，比敌觉，则驰去数里矣。

若各位闲翻《伤寒论》，也能从中找到类似于上边薛仁贵、太史慈等"瞒天过海"的条文。

众所周知，中医谓"天"者，有二：一曰先天，即肾；二曰后天，即脾。谓"海"者，也有二：有血海，亦有气海。"血海"者，冲脉也；"气海"者，膻中，胸也。如若对照以上二例"瞒天过海"的掌故，我们还须首先将二掌故的"特点"罗列下来。

第一个掌故，太宗被瞒而过海。这里是将太宗当作"天"，操作者是薛仁贵，他隐瞒了"天"，也即"太宗"，让他过大海。现在我们来看薛仁贵之所以能瞒得太宗过海，其根本原因无非是，太宗伐东土之心切也，若太宗心无所念，心不动，就根本不会有这桩事体发生！当然，薛仁贵瞒他过海之事也就无从谈起了。薛仁贵成功的根本原因是，利用了太宗之征伐心，也即这一计功成，最在于对方的"心动"。这一点，我们先记清。

第二个掌故，太史慈瞒天过海。太史慈用麻痹对方的方式，当对方大意时骤然发力突围，取得成功。太史慈之所以得以突围，我们现在总结一下，无非是做到了以下三点：其一麻痹对方，其二对方麻痹，其三奋勇冲击。

下边，我们可以套用中医的某些概念，来对这一"瞒天过海"之计做一番新的注解。——这里，我们权且将中焦脾土当作"天"（中医谓脾者，后天也），将膻中、胸当作"海"（气海也），有没有一种病邪或疾病是从下焦肾起，一路瞒过中焦脾土的阻拦，直冲过气海胸，并且这一种病邪抑或疾病缘于心阳所伤（也即"心动"）而发动攻势，起初则是由于病患主体"麻痹大意"所致的呢？笔者如此一说，诸君也许明了，这"瞒天过海"一事，莫不是患者大意,由那邪气"瞒了肾脾先后天,致使心阳受伤,而一路冲过膻中跃胸海,直达咽喉"么?——难道《伤寒论》上有这种事?

当然有的!笔者不才,特搜检出来以飨诸君。

大家且来看,水气病。鄙人要说的是,这水气病中之水邪,就颇有些"瞒天过海"之能事呢。中医认为胃是贮水之器,脾胃一膜相隔,脾是运化水谷的,如果脾气虚,就不能很好地运化水谷,那么水停中焦就成为一股水邪。只不过,这水邪在人体内,往往不会引起足够重视。它便在体内三番五次侵扰脾阳,脾更虚弱,脾失健运,气血生化不足,便会伤及心阳,等到心阳既伤,"时机成熟",这"水邪"便陡然发作,一路"瞒"过后天"脾"的"制约",直上冲胸,并且越过气海,上抵咽喉。这一证的"水邪",便可以看作是太史慈,或想象成为一小股坏蛋,悄悄地屡次犯脾,最终得到机会——心阳被伤时,突然爆发!这种"瞒"过后天脾之约束,一径上犯逆心,冲气过胸,直捣咽的水邪之证,它哪来的勇气与力量?前有脾阳虚,后及心阳虚也。因为脾阳虚致心阳虚弱,心阳虚弱,不能发挥很好的镇摄作用,故使然。倘若脾阳虚伤之时,就引起足够重视,便不会累及心阳,水邪上冲也不是那么容易办到的。这一切,皆为"麻痹大意"惹的祸!

想当初,薛仁贵怎么能瞒天子太宗过海?

上边咱们讨论过,说到底,还是因为唐太宗"心"动矣。若太宗心不动,当然就不会伐东土,更不会急于过海,也就不会"轻信",从而致薛仁贵能瞒"天"过海了。心动则摇,摇则生变。心旌摇动,百事成,百事可毁。《黄帝内经》(以下简称《内经》)有云:"心者,君主之官也,神明出焉。"医家刘渡舟先生云,心能助物,能耀物,也就是能像光一样照耀万物。言外之意,便是说,若心阳虚弱,五脏灰暗,中下焦邪气便会来蒙蔽心窍。这,也犹若一国之君,如果昏暗,国无宁日,小人得道,上布天庭,就会危及君权。也就是说,凡"瞒天过海"之计成,皆大多源于"君主"之官"心"的虚弱(或麻痹大意或正气受损),其症结必要指向"心",当然,前提也要有"脾"的不作为,也即虚损所致。

刘渡舟先生讲《伤寒论》时,也曾讲过一个病例:一个老人突然视物昏花，看不见东西了。刘渡舟先生便给她开了些补心阳补肾精的方药，吃过之后，便看见了。此，正是心主神，能助物；肾主精，宜鉴物也。倘若向时唐太宗"心"不摇动，不生伐高丽之野心，他就断不会遭遇仁贵"瞒天过海"之事端；假如围城兵士人心不涣散，太史慈再作诈也不能突围；若患者心阳不虚，水邪既有，也不会一路上扰，不顾后天脾之约束，上冲气海，抵达咽喉。

因此，在治疗这水邪一路"瞒天过海"之病证时，既要降逆利水，以消水邪上犯，又要温补心阳，使心阳不虚，心阳不虚，镇摄有力，水邪才不敢轻易上冲。接着，我们来看《伤寒论》第六十七条。

伤寒，若吐若下后，心下逆满，气上冲胸，起则头眩，脉沉紧，发汗则动经，身为振振摇者，茯苓桂枝白术甘草汤主之。

茯苓桂枝白术甘草汤方

茯苓四两　桂枝三两，去皮　白术　甘草炙，各二两

上四味，以水六升，煮取三升，去滓，分温三服。

通过以上这个条文可知，当年仲景先师既用茯苓加白术健脾利水，同时，也用了桂枝加甘草温补心阳，可谓选药组方得当也。

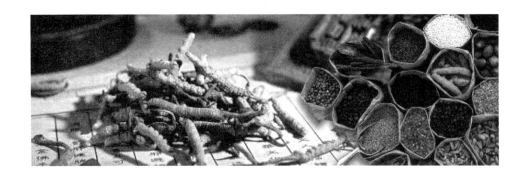

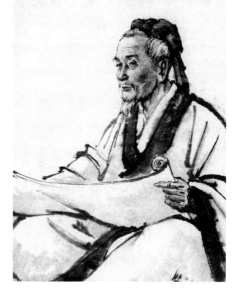

第二计｜围魏救赵

"围魏救赵"计之精髓，应该是一招出，而达到三个或多方面之利好。那么，在《伤寒论》中有没有开出一方，而诸病皆解的经文与方剂呢？当然有！这便是《伤寒论》第二百一十九条之所论述，我们且来看——

战国初期，赵与齐结盟后，赵国都城邯郸受到魏王攻击，赵遣使向齐国请求救援。齐国田侯遂召集文武大臣进行商议。丞相邹忌反对出兵救赵。大臣段干纶则认为不救则对齐不利，因而主张救赵。但他同时指出，以当时的战略形势来考虑，如果立即出兵前赴邯郸，赵国既不会遭到损失，魏军也不会消耗实力，对于齐国的长远战略利益来说是弊大于利。因此，他主张实施先派少量兵力南攻魏国襄陵的计策。这，便是史上有名的"围魏救赵"的故事。

当然，若以此计在医道上的直接运用，则为《金匮要略》。

《金匮要略》有言"见肝之病，知肝传脾，当先实脾"，也就是说，医生要想"救"肝之病，当去先行治脾，此为上等医生。如果一个医生见肝病而只知治肝，则不知传变，便不是好医生。见肝病，去治脾，这一医道思维是比较典型的"围魏救赵"之意。然而，细思量，这"围魏救赵"计之精髓，应该是一招出，而达到三个或多方面之利好。后世评家，多评"围魏救赵"至少是达到了"一石三鸟"之效：一是南攻襄陵，牵制魏军，使其陷于两面作战之窘境；二是向赵表示援助姿态，信守盟约，维持联盟，坚定其抗魏决心；三是让魏赵两国继续攻伐，致赵遭创，削魏实力，从而为齐国战胜魏国和日后控制赵国创造有利的条件。

那么，作为医家，我们该如何遣方用药，而"一招既出，多方收益"呢？《伤寒论》中有这样的例子吗？有的，且来看《伤寒论》第二百一十九条，原文如下：

三阳合病，腹满，身重，难以转侧，口不仁，面垢，谵语，遗尿。发汗则谵语，下之则额上生汗，手足厥冷。若自汗出者，白虎汤主之。

经文起笔就道，这是一个"三阳合病"，即太阳、阳明和少阳合病，具体症状"腹满，身重，难以转侧"。腹满，是阳明病之表现。因为阳明有病，热邪在里，壅滞气机，中焦气机不利则腹满。身重，是太阳病之表现。《伤寒论》太阳病篇第六条有云："风温为病，脉阴阳俱浮，自汗出，身重，多眠睡，鼻息必鼾，语言难出。"太阳受邪，太阳经气不利，便会有身重之感。难于转侧，是少阳病之表现。因为少阳有邪，少阳经行身侧，身侧经脉不利，辗转不便也。综上，这个患者是"三阳合病"，太阳、少阳、阳明三经皆有热邪，致使气机不利之证，怎么破解？依兵家来讲，也就是怎样寻"一石"而击"三鸟"？

昔有段干纶分析其时战略局势，进言"南攻襄陵"，取得"一石三鸟"之效。

且来看，仲景先师如何结合症状，辨证施治的。"口不仁"，口中麻木，不识五味，此为何？《灵枢》有言"胃和则知五味也"，今五味不识，胃中不和也。又《医宗金鉴》有云："胃之窍出于口，热邪上攻，故口不仁也。"因口为胃之窍，热邪上涌，口便麻木了。"面垢"者何？清代吴谦解为："阳明主面，热邪蒸越，故面垢也。"当代伤寒大家刘渡舟先生云："阳明经脉行于面，阳明之热蒸于面，面部就会出现油的现象。"言不同，意一也。笔者认为，此处"垢"可作二解：其一为油垢，其二为干燥无光彩，皆是由胃热上蒸所致也。"谵语"者何？吴谦语："热结于里则腹满；热盛于胃，故谵语也。"胃经别上通于心，胃有热邪，循经上扰于心，心主言的功能受损，必谵语。为何"遗尿"？吴谦曰："热迫膀胱则遗尿；热蒸肌腠，故自汗也。"刘渡舟解为："胃里有热，患者就会出现谵语神昏。热邪逼迫膀胱，患者神昏，小便不能控制，就会出现遗尿。"笔者认为，心主火，肾主水，火能摄水镇水，今心神受扰，心火"摇动"，尿自遗也。综上，得知胃热，也即里热极盛。太阳经有热，少阳经有热，阳明经有热，太阳主表，少阳半表半里，阳明主里，且里热最盛！

此时，若"发汗"治太阳经热"则谵语"；若"下之"是泻阳明之实，此时并无有形之实邪，下之既伤了阴，又伤阳，"则额上生汗，手足厥冷"。况且，阳明病"热结在里，表里俱热"。

介于此时此处之"时势"，若解表里之热邪，当须解阳明之盛热也！于是，仲景先师因势利导，运辛寒折热之大法，直接将中焦之盛热清除掉，治以白虎汤，通解表里之热——里热（阳明）既除，表热（太阳和少阳）也解，真正是"一石三鸟"也！

白虎汤方

知母六两　石膏一斤，碎　甘草二两，炙　粳米六合

上四味，以水一斗，煮米熟，汤成，去滓，温服一升，日三服。

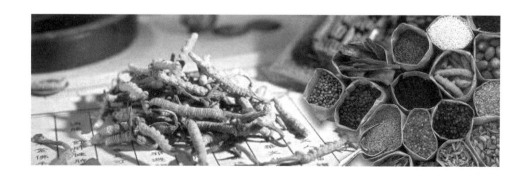

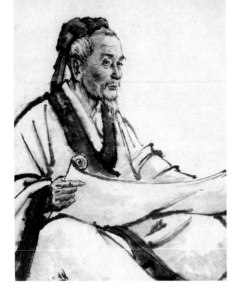

第三计｜借刀杀人

"借刀杀人"之计，就是借用第三方的势力达到目的。这一计策的理论内涵在经方中的运用很多，张仲景《伤寒论》第二十四条，便是"借用"针法，以达疗效。

《三十六计》第三计，借刀杀人。

原文有："敌已明，友未定，引友杀敌，不自出力。"意思便是不再劳费自己的力量，而是借用第三方势力杀人。

三国时期，蜀吴联合拒魏。一年，关羽围樊，曹操欲徙都，其手下谋士对曹说，刘备与孙权外亲内疏，关羽驻守荆州，孙权心不愿也。可遣人蹑其后，许割江南以封权，则樊围自释。曹操从之，羽遂见擒。这，便是众所周知的曹操借孙权之手生擒关羽，也即史上有名的借刀杀人之计的经典运用。

若这"借刀杀人"之计，倘用于中医用药之道，依笔者意，便是治病时尽量少用"药"，而借用谷肉果菜尽养之。"药"者，皆毒也。是故中医界流传有"药治不若针灸，针灸不若食疗"之语；古人也有云，"是药三分毒，无毒不入药"；《内经》也有"大毒治病，十去其六；常毒治病，十去其七；

小毒治病，十去其八；无毒治病，十去其九；谷肉果菜食养尽之，无使过之伤其正也"。因此，这"借刀杀人"之计的兵法意蕴用于中医疗法上，可谓比比皆是，当然此处所指之"人"则是借言"疾患"耳！

张仲景《伤寒论》第二十四条："太阳病，初服桂枝汤，反烦不解者，先刺风池、风府，却与桂枝汤则愈。"此即吃了桂枝汤之后，病仍没好，便"借用"针法，以前期疗治，提高药效。第十二条方后文关于桂枝汤的服法里有"服已须臾，歠热稀粥一升余，以助药力，温覆令一时许"。这，也是"借"用喝热稀粥及盖被子，以助药力，促药效。以上二条，若以兵法思想来讲，都是有点"借刀杀人"的意思。特记特记，此处之"人"，当属喻病邪也！

诸君知道，仲景用药治病，向来以"固护正气"为主，所以在用药上是相当谨慎的。比如《伤寒论》第五十八条有云："凡病，若发汗，若吐，若下，若亡血，亡津液，阴阳自和者，必自愈。"就是说明，若一个病经多方救治，仍有不彻者，当须让其"阴阳自和"，借用粥食，以促或减缓药力及患者吸收，当是仲景一妙机。刘渡舟先生批讲《伤寒论》，当讲到此条时，曾举一病例云，昔年先生在营口学医之时，有一邻居得了伤寒，经过多方诊治，病已好得差不多了，只是呃逆不止久治不愈。后来，一个老中医来治，问过患者病史后，只让他用粳米作汤送服西洋参末二三分，吃过六七日，患者呃逆之症就好了。这位老中医的高明之处，就是活用了仲景《伤寒论》第五十八条之精神，借用五谷之气以养人，胜于药石，从另一个侧面来说，也即是"借刀杀人（病邪）"计策之活用。

《伤寒论》第一百四十一条有云：

寒实结胸，无热证者，与三物白散。

三物白散方

桔梗三分 巴豆一分，去皮心，熬黑，研如脂 贝母三分

上三味，为散，内巴豆更于臼中杵之，以白饮和服。强人半钱匕，羸者减之。病在膈上必吐，在膈下必利。不利，进热粥一杯；利过不止，进冷粥一杯。

以上此条经方，当是论寒实结胸证并治法。其间有大泄之药巴豆。此药若用得过量过久，极易伤人正气。然而，此方服用之后，若不下利或利过不止，都是不对。因为无"利"，则不能将寒实互结的邪气排出；"利"不止，当然不行。若停服药，那病不除；若连续再服药或者加大药物用量，势必在治病的同时又伤人正气。

怎么办？仲景先师有云："不利，进热粥一杯；利过不止，进冷粥一杯。"其即借用食热或冷粥，以捉其下利或止利。根据当代医理，若服热粥则胃肠黏膜遇热扩张，宜于药物吸收，助药效发挥；若服冷粥作用反之。仲景此法，真真尽得"借刀"之妙哉！

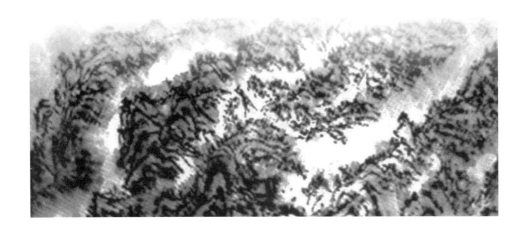

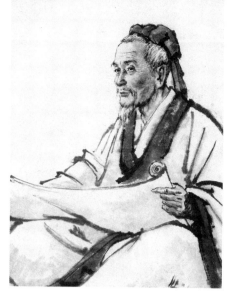

第四计｜以逸待劳

"以逸待劳"，就是事先安插"伏兵"，以待来敌而歼灭之。《伤寒论》中小柴胡汤的用药思路正含有"以逸待劳"的兵法思维。

以逸待劳，是兵家津津乐道之胜战计。

古来以逸待劳取胜的战例很多，比较著名的，当是孙膑于马陵道伏击庞涓。细思量，此计得成之关键处在于两点：一是定要算准对方的进攻路线，二便是要在对方进攻线的恰当位置埋伏。若此二条皆做到，此计可胜；反之，则无功矣。

当然，《伤寒论》中也有类似以逸待劳的经文与方剂。

诸君知道，少阳病的特点之一，便是兼证颇多。因为少阳主枢，经腑皆在体侧。体侧处，亦前亦后，亦里亦外，亦阴亦阳，少阳受邪，邪气极容易传递给阳明与太阴，所以，少阳有病，也极易引来阳明与太阴之证。

下边，我们还是先看《伤寒论》原文，其中第九十六条：

伤寒五六日，中风，往来寒热，胸胁苦满，嘿嘿不欲饮食，心烦喜呕。或胸中烦而不呕，或渴，或腹中痛，或胁下痞鞕，或心下悸，小便不利，或不渴，身有微热，或咳者，小柴胡汤主之。

试分析之："伤寒五六日"，是说患者得了伤寒已过五六天。伤寒，"或已发热，或未发热"，相比于"发热恶风"之中风，是伤于阴也。"伤于阳者，七日愈；伤于阴者，六日愈"，今伤寒已过五六天，病仍没自愈，又"中风"，中风伤阳。"风伤卫，寒伤营"，风寒皆中，卫营两伤，说明此时患者已表里受寒，也即寒邪已经太阳经传里。

那么寒邪传到何处了呢？大家知道，六经病传，途径有二：一曰循经传；二曰阳经传阴经。太阳寒邪循经或乱经传，可传入其他五经。看下边症状——"往来寒热"，便知寒邪已传入少阳经也。因为少阳在侧，犹如门扉，里气不足，风邪入里；里气足，风邪于外。内内外外，往来寒热。何也？这是因为少阳之象为朝阳，为一阳，三阳之中是嫩阳，虽然弱微，然呈上升趋势，是故受邪后如云翳遮日，极易游走变化。当寒邪伤了少阳，少阳经受邪寒，必定发冷；少阳经阳气受寒邪侵袭，必然积蓄力量反击，邪正相争就发热。又因少阳是弱阳，抗邪力量毕竟不足，寒邪便极易侵入阳明，阳明受邪，寒气入里便化热；体内正气当然也会奋起抗争，驱邪达表，"打回原形"，又化为太阳受邪，必为寒。正邪交争不断，入里化热，达表为寒，是故寒热往来也。"胸胁苦满"，因少阳经过胸胁，今邪在经脉，经气不利，致胸胁苦满也。"嘿嘿不欲饮食"，"嘿嘿"，精神不爽，呈现抑郁状，"不欲饮食"，当然就是不想吃饭。为什么会这样？因为寒邪循少阳经脉入腑化热，胆腑有热，又胆主疏泄，疏泄失司，情致不畅，是谓嘿嘿；胆气最易犯胃，胃气不和，是故不想吃饭。"心烦喜呕"，心烦，是因热邪循少阳经别上扰心神所致；而喜呕，则还是因胆气犯胃，胃失降浊，气逆成呕。以上为少阳病之主症，下边便是连续几个或见症也。

"或胸中烦而不呕"者为何？胸中烦，提示热邪上扰，因少阳经别通心脏，布胸腔，入季胁，是故或可见胸中烦；至于不呕，则说明不见胆气犯胃也。"或渴"，说明此时少阳之邪已传入阳明，阳明热盛，必然伤津液，津液被伤，于是口渴。"或腹中痛"，脾主大腹，今腹中痛，说明少阳之邪已传入太阴，少阳气郁，木郁土壅，脾络失和，气滞血结，于是腹中痛。"或胁下痞鞕"，少阳经过胁下，邪在少阳经脉，经气不利，便见痞硬。"或心下悸",心悸者,水邪凌心可见症也。少阳受邪,三焦不利,三焦者,水火气机之通道,今三焦不利,水道不通,便可见水邪凌心。三焦水不利,也可见"小便不利"之症也。"或不渴",提示少阳之邪没传入阳明,没有热盛伤津之状况。"身有微热",说明邪在太阳。"或咳者",说明水邪犯肺。

综上,可知这少阳之病可以引来阳明、太阴或太阳之病证。如此复杂之少阳病,怎么治疗?仲景给方:

小柴胡汤方

柴胡半斤　黄芩三两　人参三两　半夏半升,洗　甘草炙　生姜切,各三两　大枣十二枚,擘

上七味,以水一斗二升,煮取六升,去滓,再煎取三升,温服一升,日三服。

上面,笔者谈了兵家之计,以逸待劳。从小柴胡汤的用药组方来看,其便恰是有这以逸待劳之思路的运用也。为何这样说?且听鄙人道来。还是先看这小柴胡汤的药物组成,共有三组七味药,其一为除郁清热药,即柴胡、黄芩;其二为除痰去水药,即半夏、生姜;其三为补药,即人参、甘草与大枣。这三组药怎么就体现了以逸待劳的精神呢?通过上边《伤寒论》原文分析,诸君已经明了,这少阳病极易引来太阳、阳明与太阴之病证。也就是说,仲景先师早知道这少阳病的传变方向,所以,你来看他用药,除清少阳热除少阳郁之外,用了半夏、生姜,这二味药不但助柴胡除郁,更重要的是,能治中焦胃中痰饮,此为伏兵之一。另外,人参、甘草、大枣,非但补少阳之气,还补太阴之气,因少阳之邪极易传太阴,那么用此三味药补脾在先,可谓伏兵之二。这两组药,均起伏兵之作用,目的便是等那少阳之邪来侵犯,一举歼灭之。此,正"以逸待劳"也。

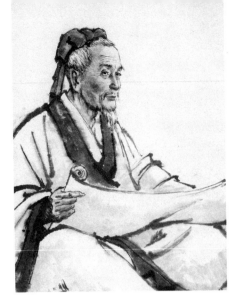

第五计 | 趁火打劫

"趁火打劫"之计,妙在一个"趁"字,目的是"打劫",紧要处在于"火"。在《伤寒论》中,张仲景论述到一种病,"奔豚"病,其病邪颇有"趁火打劫"之"能事"呢。我们且来看——

《三十六计》第五计,趁火打劫。

这一计,历来为兵家所用,细分析此计妙在一个"趁"字,目的是"打劫",紧要处在于"火"。若无火可趁,打劫便无从谈起,也就是说,打劫之结果是"趁""火"而来的。

《水浒传》第六十六回"时迁火烧翠云楼,吴用智取大名府",便是梁山好汉"趁火打劫"的一则生动事例。原来,由于卢俊义、石秀等好汉深陷大名府大牢,梁山军师吴用设计里应外合,采用鼓上蚤建议,趁元宵夜放社火,先潜入城内一哨人马,然后鼓上蚤一把大火引动一条街之社火腾起,梁山好汉里外蜂拥而起,营救兄弟,劫牢成功。

若此计之内涵要义,在于医道,则也应该多是"病邪"之所惯为。有时候,一些病症,就是跟随本症而来,里外邪气勾结,气势汹汹,颇为乖张。比如《伤寒论》中就论有一种颇为"奇怪"之病——奔豚。此病发作起来,病者自觉有股气从少腹直冲上心，上至咽喉，"发作欲死"，"复还止"，又好如常人。刘渡舟先生曾讲过他遇到的一个病例，是一位姓崔的妇人，发病时会觉得气从脚的内踝往上冲，依次经小腹、胸，至咽喉。患者自述，发作时有濒死感，过后如常。

要说清这"奔豚"病，还是先解这"奔豚"意。何谓奔豚？即奔跑的小猪也。此病中的气，像一只奔腾的小猪。它因何而来？且来看《伤寒论》第一百一十七条：

烧针令其汗，针处被寒，核起而赤者，必发奔豚。气从少腹上冲心者，灸其核上各一壮，与桂枝加桂汤，更加桂二两也。

原来此病竟是"趁火打劫"的坏蛋！

不是么？且来分析仲景先师经文。这原是一个患了外感的患者，因为须"烧针令其汗"，也即要用"烧针"让他发汗去表邪。所谓烧针，便是烧红了的针。此处可当"火"观，用于针刺穴位发汗解表的。这烧红的针原是为治病来的，不想到下针过后，针眼处感受到了寒邪。这就好像元宵佳节之社火本是好玩好看的，不料因时迁介入，"核起而赤者"，变成了病证之滥觞——社火竟成了引起骚动的大火了。《内经》有言，"寒伤形，热伤气"，"气伤痛，形伤肿"。此处寒邪浸伤针孔，便肿且红了。这时，就要发奔豚。为什么？原因还就是用了烧针。一来因患者惊恐，受惊，气就乱。《内经》云："怒则气上，喜则气缓，悲则气消，恐则气下，惊则气乱。"心气乱了，心若宝莲灯起镇水之用，现心已乱，烛已摇，镇水力损，便不能很好地镇守下焦寒气。二来因烧针眼处受寒邪入侵，内外寒邪勾结，便往上冲，因而成"奔豚"。这一病机，犹似梁山好汉里应外合，大闹大名府，满街奔突，打劫监牢。此病，原是趁烧针疗治外感不当，引发心气散乱，而致里外寒气勾结起来，奔腾上冲所致，结合以上梁山好汉大闹元宵节故事来看，何其相似啊，真真"趁火打劫"，断不虚也！

那么，怎么医治此病？

仲景有方，名曰：桂枝加桂汤方。

桂枝加桂汤方

桂枝五两，去皮　芍药三两　生姜三两，切　甘草二两，炙　大枣十二枚，擘

上五味，以水七升，煮取三升，去滓，温服一升。本云：桂枝汤，今加桂满五两。所以加桂者，以泄奔豚气也。

桂枝加桂汤，也即"桂枝＋桂枝汤"。简单地说，便是以桂枝汤驱散外表的寒邪，以桂枝镇伏体内上冲之寒邪；同是，以桂枝甘草扶助心阳，以生姜、大枣、甘草调理脾胃，从而使在表之寒邪祛除，在内之水邪不能上犯也。

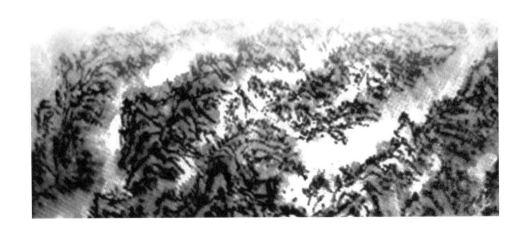

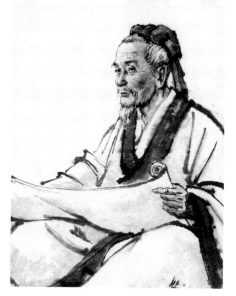

第六计｜声东击西

在《伤寒论》中，张仲景曾论述一种病证，其表现颇有"声东击西"之"狡猾"处。且听鄙人道来——

《三十六计》第六计，声东击西。

遥想西汉当年七国叛乱，周亚夫坚壁不战，吴兵奔壁之东南陬，亚夫便备西北；已而吴王精兵果攻西北，遂不得入。看罢这则"声东击西"的战例，笔者不禁哑然失笑。细按来，这吴王的"声东击西"之计，着实也算是个好计，只是遇着了周亚夫这一等一的名将，计未成，而惹天下笑。

其实，在一部《伤寒论》中，也能找到这样例子。比如，《伤寒论》第三十四条：

太阳病，桂枝证，医反下之，利遂不止。脉促者，表未解也。喘而汗出者，葛根黄芩黄连汤主之。

初读这条经文，首先映入我们眼帘的，便有"太阳病，桂枝证""喘而汗出者"这些既有病名，又有证名，还有表证症状的表述。继而我们又看到"脉促者，表未解也"。这，大略是一个表证无疑了。因为，你看这一行表述病证的二十六字中，竟有十八个字是来描述表证特征的，尤其是后半句"喘而无汗者",更容易让不真懂医,又稍知些医的人觉得这就是个表证——"喘而无汗"么!

其实,单说这个"病",也是够刁的。

你看,此条经文中它的表现,喘、流汗、发烧,假如这样一个患者站在眼前,大抵是会联想到肺的问题,又要联想到表证上边去了。因为,此病"喘"嘛,当然会用些宣肺平喘的药。诚如是,你就中这"病"的"声东击西"之计啦。为什么这样说?且听笔者道来!——诸君请看这个病的表现,喘、发汗、发烧,加上前病还就是太阳病桂枝证之类的,这便是"声东",勾诱你去往表证上遣药组方,其实,它的根子、里子,却是"利遂不止",即拉稀不止。他是一个拉稀的患者。为何拉稀?医反下之,原来医生用了下法,导致胃肠受损。此"利"是实是虚?后文中有"脉促",可知是热。这时,我们就恍然大悟了——原来,其人的喘,虽说有一些表邪闭郁的原因,但大部分还应是肠热迫肺所致的。胃肠有热,协热利,才是病的"主力"之所在,他的主症,即主力攻击的地方,也就是"击西"之处。

前头引文,吴王"声东击西"遇见周亚夫,而攻城不就;后边《伤寒论》中,这病证"声东击西"得遇张仲景,迷不翻仲景先师的,且看他开出的方子:

葛根黄芩黄连汤方

葛根半斤　甘草二两,炙　黄芩三两　黄连三两

上四味,以水八升,先煮葛根,减二升,内诸药,煮取二升,去滓,分温再服。

葛根消肠热,黄芩清胃肠热,黄连清胃肠热。四味药,有三味功效里有除胃肠之热的,只是葛根解肌,黄芩也有清肺热之效,用于解稍稍的表邪而已。

"声东击西",可以休矣!

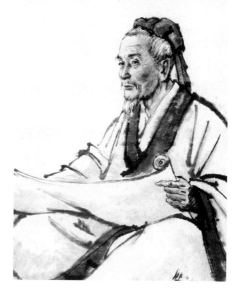

第七计 | 无中生有

　　前些篇什，笔者运墨谈了仲景先师遣药组方的兵家思维，也谈了其间病邪之鬼诈，本篇我们以《伤寒论》第七十三条为例，谈一点属于读者的本事，即读《伤寒论》要从无字句处读书，做到"无中生有"也。

　　《三十六计》中的第七计，无中生有。

　　不少注家，将此"无"定义为"没有"；"无中生有"，便也就表面化地成了本来没有却硬说有。其实，这"无中生有"本源自《老子》："天下万物生于有，有生于无。"王弼注："有之所始，以无为本。将欲全有，必反于无也。"无，乃天地之始，万物之宗。无中含有，无中生有也。若用之兵法，则要求兵家善知无，用无，才能"无中生有"，否则便是无妄或无可奈何。例如，诸葛亮草船借箭，可谓"无中生有"，但诸葛先生定是知道对方有箭，此为一；料知对方会箭攻，此为二；知天象，有大雾，此为三；等等，否则将一无所获。由此可知，这"无"，其实是动态的、浑浑沌沌的、元气淋漓的，并非死寂一团，空空荡荡，一无所有。若此兵法意，用之于医学，用之于仲景之《伤寒论》，一个侧面则是从"无字句处读书"。

　　是的，本篇，笔者着意谈谈如何运用兵家思想去读懂《伤寒论》。

"无中生有"，即从无字句处读书也。前些篇什，笔者运墨谈了仲景先师遣药组方的兵家思维，也谈了其间病证之鬼诈，本篇谈一点属于读者的本事。仲景在行文做《伤寒论》之时，视读者为知己，为内行，有些病证并没像教小学生那样说得直白，算是神交，点到为止。

吾文学导师曹文轩先生谈起写作时曾说，作家创作要擅长"无中生有"也。按我的理解与实践，"无中生有"的创作本领，首先来源于阅读之时"无中生有"能力的培养与训练。若一个读者，读一本书，不会"无中生有"，那就是大笨伯，死读书的呆子！若这样的读者，甭说读别的，单来以读《伤寒论》为例，那也是仅知皮毛，不配为仲景知音也。不是么？且听笔者道来。

《伤寒论》第七十三条：

伤寒汗出而渴者，五苓散主之；不渴者，茯苓甘草汤主之。

茯苓甘草汤方

茯苓二两　桂枝二两，去皮　甘草一两，炙　生姜三两，切

上四味，以水四升，煮取二升，去滓，分温三服。

看过这条，不难知道，这是个鉴别诊断的经文。若单着意于"渴"与"不渴"二区别症状上，也不能是错，只能算作只知其一不知其二。何也？若读《伤寒论》一路下来，料会尽知五苓散证的病因、病机及症状的，那么接下来的是：一，伤寒汗出不渴者何证？二，除不渴外还有何兼症？前后文都没有介绍，只有一剂经后方，茯苓甘草汤。此时，就得须"从无字句处读书"，也即要"无中生有"了。其实，正如笔者上边所论，这"无"的意蕴本也是存在的，只是无字，没有表述罢了。"伤寒"，是表证；"汗出"，提示阳气受损；"渴"者何？胃中少津液则渴。若"少少与饮之，令胃气和则愈"，则为胃中干，饮水就好了。若"消渴"者，即不停喝水、不停渴，便是津液不能上承输布所致。津液为何不能上承输布？膀胱气化失司也。膀胱气化为何不利？膀胱腑受邪，即膀胱腑证，也就是太阳蓄水证，五苓散主之。若伤寒汗出不渴，"不渴"，则必胃中停水，胃气受损，胃阳虚也。胃阳虚停水，水蓄于胃，胃为"口袋"，内装有水，行走移动，腹部必闻振水声，此

为一；水停中焦，水邪扰心，必有心下悸，此为二；中焦有水邪，必扰乱中焦气机，中焦气机不利，脾阳不能外达，脾主四肢，四肢阳气输布受损，四末不温，手足逆冷也。以上这三条症状，一曰腹部有振水声，二曰心下悸，三曰四末不温、手足逆冷，皆为胃阳寒停水证的症状，只是仲景没说，我们是从"无字句中"读来的。胃阳虚停水证，有了这些症状，再加上"不渴""小便自利"（因为胃阳虚没有影响到下焦气化，故小便利）等，在临床上，我们就极易将它辨出，法随证出，立法施治，用桂枝去表邪，茯苓利水，生姜温胃通阳，即"茯苓甘草汤"。

又，比如《伤寒论》第三十九条：

伤寒脉浮缓，身不疼，但重，乍有轻时，无少阴证者，大青龙汤发之。

这一条，本是论述大青龙汤证的病因、病机、症状及治法。其中"无少阴证者"，也是一个鉴别诊断用语，提示读者要辨清大青龙之"烦躁"与少阴证之"躁烦"。所谓少阴证之躁烦，是真阳衰微，弱阳与阴寒相争，争而不胜，而出现"循衣摸床，撮空理线"之无觉的躁烦举动；而大青龙汤之烦躁，则是寒湿之邪入里化热，湿热之邪扰乱心神所致。一句"无少阴证"者，暗含两层意蕴：一曰这种伤寒脉浮的病证，原本应有烦躁症；二曰其烦躁症与少阴证之躁烦症不同，即烦躁是有意识的，而躁烦则为无意识。

以上二条，提醒诸君，读仲景先师《伤寒论》，应学会从无字句处读书，做到"无中生有"！

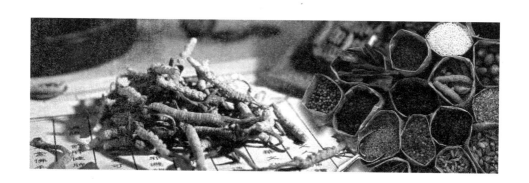

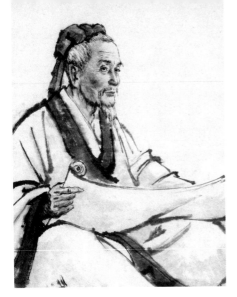

第八计 ｜ 暗渡陈仓

"暗渡陈仓"计之精髓便在于以奇兵偷袭夺取胜利也。桃核承气汤中，"桂枝"这味药，便是一支"暗渡陈仓"之"奇兵"。难道不是么？且听鄙人道来——

兵家，以取胜为本；医家，以除疾为要。其中手段皆可无不用其极也。比如《三十六计》第二十八计"上屋抽梯"，以断其援应，陷之死地，以及第八计"暗渡陈仓"，以奇兵偷袭夺取胜利，皆为兵家之妙计，医家仲景先师何尝不是早早即用之！

请看《伤寒论》第一百零六条：

太阳病不解，热结膀胱，其人如狂，血自下，下者愈。其外不解者，尚未可攻，当先解其外。外解已，但少腹急结者，乃可攻之，宜桃核承气汤。

诸君想必知晓，太阳病不解，若寒邪入里化热，必循经入腑，如热邪过重，必伤及膀胱。膀胱既伤，其血必与热邪纠结成瘀，瘀既初成，热势又重，血为荣分，邪热瘀结必扰于心，其人如狂也。当其时，血自下，下自愈。若不自下，必要救治矣。救治何法？且看仲景先师有言："其外不解者，尚未可攻，当先解其外。"热邪已循太阳经入里，犯膀胱腑之荣分，可谓已"登堂入室"，此时若外证不解，必有热邪源源不断攻入，仲景先师断喝，"当先解其外"，正如兵家之所云"断其援应，陷之死地"。此，正所谓"上屋抽梯"也！

"外解已，但少腹急结者，乃可攻之"，其意思，也就可以理解是说外患已除，"但少腹急结者"，以攻里之药攻之。

怎么攻？以方药攻。何方药？桃核承气汤也。

桃核承气汤方

桃仁五十个，去皮尖　大黄四两　桂枝二两，去皮　甘草二两，炙芒硝二两

上五味，以水七升，煮取二升半，去滓，内芒硝，更上火微沸。下火，先食温服五合，日三服，当微利。

分析用药，可知大黄为"药之四维"之一的大寒之药，芒硝也为清热化坚之寒药，二者皆为寒，以甘草团结之，再加入桃仁五十个去活血化瘀，那么一队清热兼活血化瘀的"寒药之师"便出发了。此时的病邪，正是热势极重，兼有瘀结初成。病邪这般热，药队这么寒，两军对垒，互不服气，易产生隔拒，看仲景先师"运药如用兵"，且取一桂枝，因桂枝性温，通脉且归膀胱经，从寒药而出，性又温易被热邪接受，在此作用可谓"一支奇兵"循解太阳经邪之外，偷袭膀胱之腑，完成施治，正可视谓"暗渡陈仓"之计矣。

清代医家喻昌曰："桃核承气汤用桂枝解外，与大柴胡汤解外相似，益见太阳随经之热，非桂枝不解也。"

程知曰："太阳病不解，随经入府，故热结膀胱。其人如狂者，瘀热内结，心不安宁，有似于狂也。若血自下，下则热随瘀解矣。然必外证已解，乃可直攻少腹急结之邪。于调胃承气中加桃核者，欲其直达血所也；加桂枝以通血脉，兼以解太阳随经之邪耳。"

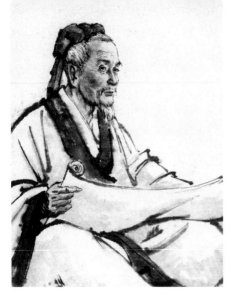

第九计｜隔岸观火

张仲景论述《伤寒论》第二百一十二条起笔那个"伤寒证",通篇看来,颇有些"隔岸观火"的意味!

前不久,我与孩子谈起大师与大四的区别。

大四,即大学四年级的学生。大四学生总爱把明明简单的问题搞复杂,搞晕别人,以显示其学问,而大师也者,是将世上复杂的问题简单化。比如,天下大事,只需比作家庭之琐事即可,小家如大国,齐家则可平天下,孔丘就是大师。又比如,研究药理,直可观察百草之生存性状即可,葛藤攀岩主舒筋,核桃状如脑瓣如肾必补肾益脑,而附子生寒地必大热,稻米生湿地则利尿,神农氏可谓大师。当然,张仲景也是大师。且来看先师著的《伤寒论》,只将医事当兵事,明理之余,也饶有趣味。

纵观《伤寒论》,一条经文便是一场战事,满纸硝烟,读来也是够惊心动魄。

不是么?还是举例来言之!——例如《伤寒论》第二百一十二条:

伤寒若吐若下后,不解,不大便五六日,上至十余日。日晡所发潮热,不恶寒,独语如见鬼状。若剧者,发则不识人,循衣摸床,惕而不安,微喘直视。脉弦者生，涩者死。微者，但发热谵语者，大承气汤主之。若一服利，则止后服。

且来看，这条的病邪有二，一曰伤寒，一曰阳明燥热也。只不过伤寒，即太阳病是起病，它最先发作时，与医生开始了一场博弈，太阳病胜了，寒邪往纵深处推进，到阳明经，"游兵散勇也转变成正规军"，变成了阳明证——患者已经被病邪折磨得"不大便五六日，上至十余日"也。后文中有"不恶寒"，三字提醒医生太阳病已"消失"了。此时患者是"不大便""日晡所发潮热"典型的胃家实证也。也就是说，此时的敌方，已换成了胃家实证，这个"挟带"着里热极盛的家伙，恣意在人体内"放火"侵扰五脏。此时，三方对峙，即医家仲景，胃家实证（阳明腑实证），还有一方是太阳病，只不过太阳病已"消失""躲起来"隔岸观火。对啰，此时的太阳病这个狡猾的坏蛋，已将"寒邪"入里化成热邪传递给阳明，自己"隐身""隔岸"观战呢。此时此处的阳明腑实证，也正是英勇，一把"大火"先烧去胃中津液，胃中伤津，化津成燥，胃中的一部分内容物就成了"叛徒"，当了坏蛋，与阳明盛热相结，成为燥屎，使人"不大便"，热势很盛，迅速集结，向内向里收敛聚拢，此时人体外表就不发热，盛热与燥屎勾结一起正得意地谋划更大的伤害人的大事呢。一般情况下，盛热不出来，只是在日晡所，也就是下午三至五点时候，因阳明经气旺盛，它才不得不出来迎战一番，故尔此时"发潮热"。另外，它也没有闲着，循经上扰心神，致人说胡话，即谵语。若此时，医家治以大承气汤，将其实热泻下，患者即安；若此时，医家不能有效地歼灭它，它的盛热更恣意横行，伤人体之津液。津液受损，正气虚衰，热盛躁扰，精神失养，患者会出现"循衣摸床，惕而不安"的表现。大家知道，燥热伤人之正气，最易伤阴分。肺与大肠相表里，阳明盛热伤肺阴，肺阴受损，肃降不利，便可"微喘"；热邪下侵，伤人肝肾之阴精，肾精上注瞳仁不力，肝又主目，便会"直视"，即目光呆滞，浑无神采之状。若此时，患者脉弦，则可救；若脉涩，就不可活。为什么？"大浮数动滑者，阳也；沉涩弱弦微者，阴也"。弦脉是阴脉，弦脉者端直以长，说明阴液还没尽耗去，人还有救；涩脉者细且迟也，提示血液中津液不足，人命之将不保也。

综上，此条经文，说的是医家事，道的是兵家情，看似辨证施治，实也为一场战役描述。这场战役最为狡猾者，实乃战事挑起者——"太阳病"也。它将争端挑起，遂将"杀人"的"一把大火"缴给阳明证，自己站干地，玩失踪（"不恶寒"嘛），"隔岸观火"。若医不敌证，杀人的"功劳"当然起自太阳病了；若证不敌医，说起来，大承气汤也是治疗的"阳明腑实证"与太阳病似无干系！然，再狡猾的"敌人"碰见张仲景这一等一的"兵家高手"也是休想开溜——经文起笔就将"伤寒"二字拎出，一把揪出这个最初肇事者！

在《伤寒论》中，还有一条，也是描述这种状况的，也即起病之初是太阳病，后来传递到阳明，出现阳明证候，二阳并病，待发展后，太阳病不见了，而只见到阳明病在机体内恣肆。但仲景先师在考查病因病机时，并没放过这站干地，有点类似躲起来隔岸观火性质的太阳病。这，便是《伤寒论》第二百二十条所记：

二阳并病，太阳证罢，但发潮热，手足漐漐汗出，大便难而谵语者，下之则愈，宜大承气汤。

其实，上边二条的意义，不单在以大承气汤疗治有上述二条之症状的阳明腑实证，还在于提醒世人，如果得到太阳病应该尽快找到良医将其治愈，切莫待其发展到阳明病使病情复杂，从而使机体免受到大伤害也！

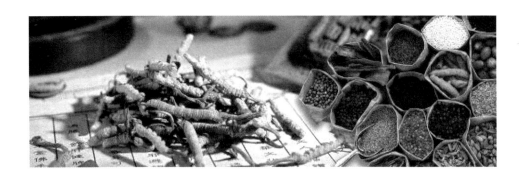

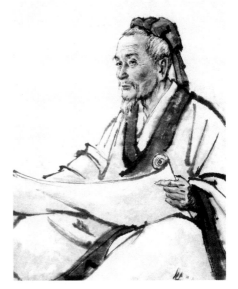

第十计｜笑里藏刀

诸君知道，十枣汤方中，芫花、甘遂、大戟皆为有毒之峻药，肥大枣十枚当为甘缓之味，以甘甜和缓佐裹大毒，此正"笑里藏刀"也！

中国人信奉中庸之道。

若为人处事不偏不倚，不急不迫，此谓君子之风。然而，人活在世上，明枪易躲，暗箭难防，真小人不可怕，伪君子实难防，那些"笑面虎""皮笑肉不笑""笑里藏刀"的伪君子，是最难对付的。是的，这"笑里藏刀"本也是条毒计，原为兵法《三十六计》的第十计也。原文有"信而安之，阴而图之；备而后动，勿使有变。刚中柔外也"。意思便是使对方相信我方的"友好诚意"而麻痹松懈；我则借机暗中谋划，积极准备，待机行动，切不要让它发生变化。这就是暗藏杀机，外事和好的谋略。

此计，现今世道，多用于商家，表面交好，伺机背后一刀捅进去，了结对手。

当然，大家处世定要时时处处堤防这"笑里藏刀"之人。第一层便是，谨防那些夸大其词、虚张声势之美言，慎处笑脸人。笑脸人常为翻脸人。第二层便是，"师夷之技以制夷"。笔者曾在另一本评《红楼梦》的书中论过，真坏蛋实乃伪君子。比如贾琏，阴一套，阳一套，说话是交际之手段，非表达心声耳，这边当面称"老师"，转脸就骂你，这样的人怎么对付？以子之矛，攻子之盾呀，必以"笑里藏刀"击杀之！

《伤寒论》中有这样一种病证，它的病位不上不下，一会儿出汗一会儿无汗，若将它当个"人"看，"立场"不偏不倚（病位，引胁下痛），"知退知进"（汗出，发作有时），颇有些不好对付，它就是《伤寒论》第一百五十二条：

太阳中风，下利，呕逆，表解者，乃可攻之。其人漐漐汗出，发作有时，头痛，心下痞鞕满，引胁下痛，干呕，短气，汗出不恶寒者，此表解里未和也。

经分析，我们知道此证乃为悬饮。所谓悬饮，即为饮邪悬浮胸胁间。怎么治理它？运用"笑里藏刀"之计也。仲景开方，十枣汤主之。

十枣汤方

芫花熬　甘遂　大戟

上三味，等分，各别捣为散，以水一升半，先煮大枣肥者十枚，取八合，去滓，内药末。强人服一钱匕，羸人服半钱。温服之，平旦服。若下后病不除者，明日更服，加半钱，得快下利后，糜粥自养。

诸君知道，芫花、甘遂、大戟皆为有毒之峻药，肥大枣十枚当为甘缓之味，以甘甜和缓佐裹大毒，此正笑脸挟刀，直捣悬饮！

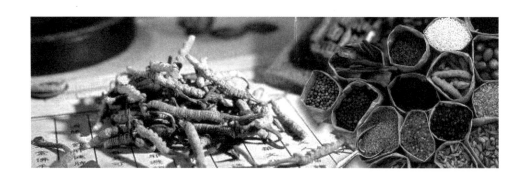

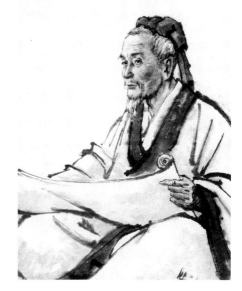

第十一计｜李代桃僵

　　诸君知道，人体生命的排泄物——大便、小便，可谓一对"兄弟"。二便通畅，人就会觉着舒服；二便不畅，便会难受，也即得病了。有时候，这二便的病理表现，颇有点"李代桃僵"的意味呢。

　　《三十六计》中有李代桃僵之计。

　　其原意说的是，李树可代桃树去"僵死"，以保全桃树也。至于"李代桃僵"之掌故，本源自南宋郭茂倩《乐府诗集·鸡鸣》之诗句："桃在露井上，李树在桃旁，虫来啮桃根，李树代桃僵。"清代黄遵宪《感事》诗中也有："芝焚蕙叹嗟僚友，李代桃僵泣弟兄。"

　　自古以来，"李代桃僵"之计策不乏为能者所用。最为著名的，便是赵氏孤儿了吧。春秋时期，晋国大臣屠岸贾欲灭赵氏家族。赵朔之孕妻庄姬公主避难宫中。屠岸贾闻讯必欲杀绝，其时晋景公念姑侄情分，不肯杀之。屠岸贾见状，舍杀公主，然必灭赵氏血脉——公主所产下的婴儿。赵家门客公孙许臼与程婴便运用"李代桃僵"之计，以程婴之子替代赵氏孤儿，让公孙许臼带走。程婴假意向屠岸贾告密，屠岸贾带兵追至首阳山，杀公孙许臼及男婴。程婴则抱赵氏孤儿逃往外地。十五年后，孤儿长大成人，尽知身世，在众人的帮助下，兵戈讨贼，杀掉屠岸贾，报了大仇。程婴见赵氏大仇已报，陈冤已雪，不肯独享富贵，拔剑自刎，与公孙许臼合葬一墓，后人称之为"二义冢"。

还有一则"李代桃僵"的故事，也很是知名。那便是《三国演义》中之曹洪救曹操事。话说，曹操领兵追杀董卓时中了徐荣埋伏，大败而逃。曹操被徐荣射了一箭，又被两个小兵刺下马来，正好曹洪赶到，杀了两个小兵。操曰："吾死于此矣，贤弟可速去！"洪曰："公急上马！洪愿步行。"操曰："贼兵赶上，汝将奈何？"洪曰："天下可无洪，不可无公。"操曰："吾若再生，汝之力也。"操上马，洪脱去衣甲，拖刀跟马而走。这便是曹洪的"李代桃僵"之策！

李代桃僵这一计策的思想文化内涵，也常为医家所深悟并运用。

诸君知道，人体生命的排泄物——大便、小便，可谓一对"兄弟"。二便通畅，人就会觉着舒服；二便不畅，便会难受，也即得病了。有时候，这二便的病理表现，颇有点"李代桃僵"的意味呢，即病邪本身是在小便上，然而大便却表现出病理反应。反之，也时有发生。这，犹如前边故事之中的两个婴儿，一是赵家骨肉，二为程家骨肉；也似曹氏兄弟，一个是操，一个是洪。双方"粉墨"，以假乱真，目的便是保全那个重要的。若屠氏，若徐兵，此处不是皆纷纷中计了么，其结果杀或追错了对象，最终使对方"李代桃僵"之计成，惹得天下人笑。

然，若要遇仲景先师，想必这样的计策就要露馅啰。不是么，且来看，仲景先师在医治二便不畅时，不但教我们深悟到"李代桃僵"这一计策的内涵，同时教我们能灵活破解之。比如《伤寒论》第一百五十九条中："伤寒，服汤药，下利不止……复不止者，当利其小便。"这一条，"下利不止"乍一眼是大便的问题，经分析病机，我们得知，当是有小便不利的症状的。这个患者，拉肚子不止，同时，也不解小便，若不懂"李代桃僵"的文化内涵，见到"下利不止"就去治大便，其结果必如屠岸贾错杀了程氏婴儿，却放跑了真正的"心腹大患"赵氏孤儿，即此种景况下的"病在小便"也。仲景一声断喝"当利小便"，就是通利小便，惊醒世上多少庸医啊——这，便是后世医家总结的"利小便实大便"的治利大法。这位患者，本是大便下利不止，也就是拉肚子不停，用诸如赤石脂禹余粮汤固肠涩便等法不中后，便可考虑以五苓散利其小便，使水走前阴，实其大便也。

　　还比如《伤寒论》第二百五十条："太阳病，若吐，若下，若发汗后，微烦，小便数，大便因鞕者，与小承气汤，和之愈。"这一条粗略一看，"小便数""大便因鞕"，又是大小便都有问题，怎么办？这一点，真颇似上边故事之二，乱军中要辨清操、洪，追操击之；若误将洪当作操，操不灭，"患"仍在也。徐军就犯了这错误，中了曹氏兄弟的"李代桃僵"之计矣！此处，病邪也是如此，大便硬兼小便数，是治小便还是大便，抑或双便同治？且来分析——这个病说的是太阳病，用了吐下及发汗后，伤了津液，因津伤化燥，邪气入里，燥实相结而呈现阳明腑实证。"微烦"说明阳明里热不炽，但也有里热循经上扰心神，致心烦；"小便数"，便是因为邪热逼迫津液偏渗，致小便多。因为有小便多，水走前阴，"大便因鞕"。其实，这里大便硬还有一个原因是邪热与实相结所引起的。大便硬，又发热，既有里热，又有里实，所以说此证为阳明腑实证。此处，小便多，而大便硬，仲景先师曰治以小承气汤。为何？因为此阳明腑实证热实互结当为"操"耳，而小便数实为"洪"也。再来看小承气汤药物组合，大黄、枳实、厚朴，大黄清热，枳实、厚朴为理气药连用，则增强肠蠕动，增加肠道张力，以利大便。大便既通，小便自然不数，此正破了"李代桃僵"之策也。

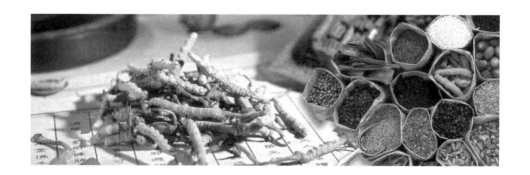

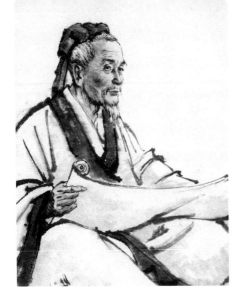

第十二计 | 顺手牵羊

细看《伤寒论》，张仲景对于病证，大抵皆是在抓住"主要矛盾"之基础上，"顺手牵羊"，对于那些凡能认识、诊治得到的证候，必想尽方法一一施治之。

古人云："善战者，见利不失，遇时不疑。"

《三十六计》第十二计顺手牵羊有曰，"微隙在所必乘，微利在所必得"，说的也是这个意思。自来医家如兵家。善医者，想必定然是"见疾不失，遇时不疑"吧。然，细究"顺手牵羊"计之妙用，乃在于"顺手"二字。何谓"顺手"？便是有"顺便、随机"之意。此计最在于随手讨取，万万不可为一"羊"之小利，去强意为之而连累误失大局也。

细看《伤寒论》，仲景先师对于病证，大抵皆是在抓住"主要矛盾"之基础上，"顺手牵羊"，对于那些凡能认识、诊治得到的证候，必想尽方法一一施治之。

试看《伤寒论》第一百三十七条：

太阳病，重发汗而复下之，不大便五六日，舌上燥而渴，日晡所小有潮热，从心下至少腹鞕满而痛不可近者，大陷胸汤主之。

首先，我们还是先分析此条经文。太阳病，应用汗法，若不愈可重发汗，然却反用了下法，不大便已五六日，说明病入阳明，为阳明腑证。"舌上燥而渴"者何？因阳明腑热盛，热盛伤津，故使燥渴。"日晡所小有潮热"者何？日晡者，申时也，也即午后三至五点；"所"者，当代医家郝万山解为"不定指代词，意为前后左右也"；"小有"便为稍有、略有之意；"潮热"，像潮水来回往复之状的发热。这是阳明热的特征。因为阳明经申时最旺，正气与邪气便斗争得激烈，发热就高。以上症状，均可识为阳明腑证也。"从心下至少腹鞭满而痛不可近"，是谓病位及症状。病位，心下至少腹；症状，硬满而痛，痛不可近。此为水热邪气结于心下至少腹故也，为大结胸证。

综上分析，可知此条乃是"阳明腑实证 + 大结胸证"。

接下来，怎么医治此条病证？因为以上此条有阳明腑实证，大家知道，治疗阳明腑实证应用大承气汤，即有四味药组成，分别为大黄、芒硝、厚朴、枳实。那么采用这个大承气汤的方子可以吗？答案是否定的。原因是，此方只可泻热通便，那大结胸里边所含之症状，即水邪如何除？来看，仲景先师开出的方子，大陷胸汤。

大陷胸汤方

大黄六两，去皮　芒硝一升　甘遂一钱匕

上三味，以水六升，先煮大黄，取二升，去滓，内芒硝，煮一两沸，内甘遂末，温服一升。得快利，止后服。

大黄清热，芒硝散结，甘遂逐水，正可治大结胸证，同时，大黄、芒硝又可通便清热。一剂大陷胸汤，既可疗治大结胸证，又可将阳明里实热清泄去，真可谓"顺手牵羊"也。

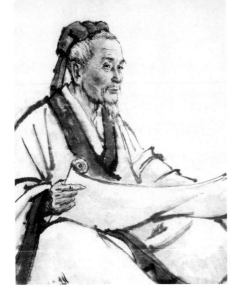

第十三计｜打草惊蛇

"打草惊蛇"之计的思想内蕴若用于医道，便是在辨证一时比较困难之时，对症状用药。

倘若临床上，对于某些证候，一时间我们辨证困难，怎么办？

《三十六计》第十三计打草惊蛇，可用之。宋代郑文宝《南唐近事》载："王鲁为当涂宰，颇以资产为务，会部民连状诉主簿贪贿于县尹。鲁乃判曰：'汝虽打草，吾已惊蛇。'"这一故事讲的是唐代时有一个人叫王鲁，他本是一个县官，经常贪污受贿。一天，县中一人写诉状告其底下一人贪污受贿的事，并将这人所办的坏事一一尽写于状上。这些坏事，跟王鲁平常干的事情差不多，王鲁看完状子后很害怕，好像告的就是自己，不由自主地在状子上批了八个字："汝虽打草，吾以惊蛇。"

典故直译可知，"草"与"蛇"原本皆非"善物"，只是"蛇"之坏比"草"犹过不及。所谓打草惊蛇之计，按我私意，便是那"蛇"定然存于"草"之间、之深层次处的，只是一时被"草"之象所掩蔽。这时，若我们要想打"蛇"，一时间又摸不清"蛇"之状况，存于何处，我们不妨对着"草"打之，以观"蛇"之动向，然后追击之。

这"打草惊蛇"之计的思想内蕴若用于医道，便是对症状用药，特别是在辨证一时比较困难之时，有是症用是药，也可收到不俗的效果。一是打"草"，"蛇"自惊，即对症状用药之后，其证自解；二是打"草"，引动"蛇"，其蛇必怒，即激惹了蛇；或其蛇暂时消隐，后再反扑。诸如此类之现象，在仲景先师的《伤寒论》中均有论述。

下边，我们且来看《伤寒论》第十三条：

太阳病，头痛，发热，汗出，恶风，桂枝汤主之。

这条经文告诉我们，若一时间辨证困难，我们不妨抓住"草"，即表现出来的症状"头疼，发热，汗出，恶风"，来对症用药，以"打草"观后效。若好了，即停后服。若一时病没得好，便可"疑以叩实，察而后动；复者，阴之媒也"，也就是说，以此发现疑点，查究清楚而后动，反复去做，隐藏着的病疾便可暴露而祛之。

那么，"草"既打了，一时间病证仍未解，便也会出现以下两种结果。

其一，打"草"之后惊到"蛇"，使"蛇"激怒奋起。这种现象，可见于《伤寒论》第二十四条："太阳病，初服桂枝汤，反烦不解者，先刺风池、风府，却与桂枝汤则愈。"初次辨证为太阳中风，对症用药，可用桂枝汤。中风证症状，诸如头疼、汗出、恶风等，皆为"草"。初用桂枝汤，也即已"打草"；此时，患者"反烦不解"——"蛇"已露头，何者？"烦"也。因何"烦"？何为"烦"？方有执曰："桂枝全在服法，发汗切要如经，若服不如法，汗不如经，病必不除，所以反烦。反者，转也；言转加热闷也。"刘渡舟先生解曰："烦者，热也。""'反烦不解'，就是说反而热势更重。"郝万山先生依《说文解字》解，云："烦者，热头痛也。"也就是说，患者初服桂枝汤后，原来"头痛、发热、恶风、汗出"等症状非但未解，反而更加"热头痛"。总之，是病情加重了。为何？"打草惊蛇"之后，"蛇"被激怒也。此为"激惹现象"，说明病重药轻也。怎么办？《三十六计》有"复者"；仲景先师有针药并用法。先刺风池、风府以疏通经脉，祛去邪气调动正气。因为风府穴是督脉与膀胱经的交会穴，刺之可去表邪；风池穴位于后颈，刺之可舒缓颈部肌肉痉挛，然后"却与桂枝汤则愈"。

其二，打"草"之后"蛇"暂时潜伏起来，然后适时反扑。《伤寒论》第五十七条有云："伤寒发汗已解，半日许复烦，脉浮数者，可更发汗，宜桂枝汤。"胡希恕先生批此条云："本来他是太阳伤寒，发汗已解，但是半日许呢复烦，他这个表解了人就不烦了，烦就是有热才烦呢，还是热没除，他又烦，这时候你看他脉啊还浮数，还是表热呢，可更发汗，这个时候啊再发汗就好了，但是不能用麻黄汤了，宜桂枝汤。"病者有伤寒症状，也即无汗，"发汗已解"说明已服过麻黄汤，在此似乎是"草"也打了，"蛇"也除去。然而"半日许复烦"，说明"草"里还有"蛇"，也即余邪还未尽，"烦"的症状复现。切脉象见浮脉，提示表证仍在；脉数，提示有发热。此时怎么办？还是《三十六计》中之"打草惊蛇"之计的运用，即"复者，阴之媒也"。具体来讲，可更发汗，即复用汗法，因为先前已用过麻黄汤，正气见损，仲景先师教我们改用桂枝汤发汗解。

当然在临床上，我们还是尽量辨证仔细，对证治之，少些"打草惊蛇"之举！

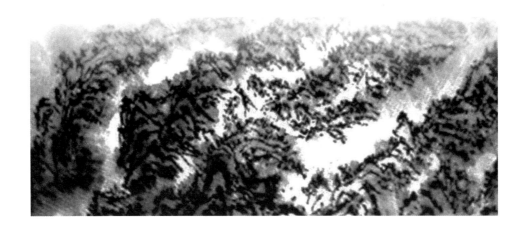

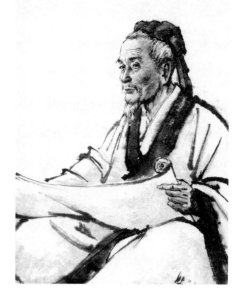

第十四计 │ 借尸还魂

在《伤寒论》中，有一些类证，借别证之"幌子"以行己证之实，竟是有点刘备借刘表以取荆州之意。这些，细按处，也该算是"借尸还魂"吧。

借尸还魂，是《三十六计》中的第十四计。

其意思便是，借助"此"以生"彼"。中药有一味药，名作茯苓的，就是借枯死的松根生出的，"借尸还魂"，倒真是颇为合辙。然，在《伤寒论》中，也有一些类证，借别证之幌子以行己证之实，竟是有点刘备借刘表以取荆州之意。这些，细按处，也该算是"借尸还魂"吧。

比如《伤寒论》第一百六十六条：

病如桂枝证，头不痛，项不强，寸脉微浮，胸中痞鞭，气上冲喉咽不得息者，此为胸有寒也，当吐之，宜瓜蒂散。

诸君看过此条，想必已是知道，此证原为太阳病之类证瓜蒂散证也。

你看它"病如桂枝证"，即病得很像桂枝汤证，发热，汗出，就连仲景先师乍眼一看，也将它当作桂枝证了——"病如桂枝证"嘛。那么，这样一个发热、汗出的患者，果真得的是太阳表虚证吗？切脉，"寸脉微浮"，更有些像桂枝汤证的，浮脉主表嘛。大家知道，中风证之症状便是"发热，汗出，恶风，脉缓者，名为中风"（《伤寒论》第二条），想必是中风无疑了吧。

且慢！医事如兵事。事关生命健康之大事，切莫轻举妄动也。此时，我们权且将它当作表证，再进一步诊断之。问诊，其人"头不痛，项不强"，"胸中痞鞕，气上冲喉咽不得息"，便得知此人头不痛，脖子不发僵，自觉有些胸中胀硬，还有一股子气上冲到咽喉不能呼吸的感觉——前边望诊、切诊，断它是表证，似乎也像是表证；后边问诊即排除表证，也就是说其人此时的表证特征其实是一个幌子，此人得的病，应是与表证有实质的不同！"借尸还魂"，此之谓也！

那么，它到底是一个什么证？

我们还是要分析病机。"寸脉微浮"，上边已排除表证，寸脉即主外候上焦，脉浮提示正气在上焦有亢奋，为何？定然要与有形之邪气相搏而致。"胸中痞鞕"，当是痰热互结，"此为胸有寒也"。寒，即痰。那么，它的那些表证症状，"病如桂枝证"，如何来？发热，应为正气与有形痰邪相争，阳气被痰邪所郁，郁而发热；汗出，是因痰邪郁滞胸膈之间，正气逼其外出，痰渗为汗。既然它是一个痰邪阻滞胸膈之证，那么治以瓜蒂散涌吐痰实为宜，切忌用桂枝汤发散解表。为何？因为其病证实质根本不是表证矣！

瓜蒂散方

瓜蒂一分，熬黄　赤小豆一分

上二味，各别捣筛，为散已，合治之，取一钱匕。以香豉一合，用热汤七合，煮作稀糜，去滓。取汁合散，温，顿服之。不吐者，少少加；得快吐，乃止。诸亡血、虚家，不可与瓜蒂散。

另外，《伤寒论》第一百五十二条经文，也可以视为病证之"借尸还魂"，试看其经文：

太阳中风，下利，呕逆，表解者，乃可攻之。其人漐漐汗出，发作有时，头痛，心下痞鞕满，引胁下痛，干呕，短气，汗出不恶寒者，此表解里未和也，十枣汤主之。

初看此证，"漐漐汗出，发作有时，头痛"，"干呕"，"汗出不恶寒"，真的是很像一个中风证。再说，患者原来得的也是一个太阳表虚证——经文起笔就有"太阳中风"嘛。所不同的，便是问诊得知的——"心下痞鞕满，引胁下痛"，"短气"，这些症状就提示，这早已不是一个太阳中风证了，而是一个借中风证之"尸"——因为此时中风之表证已"解"，即不复存在了的，而焕生成的另一个病证。它是什么病证呢？"心下痞鞕满"，提示有痰饮；"引胁下痛"，提示痰饮病位在胸胁。痰饮停住胸胁的，当然是悬饮了。怎么治？肯定不能再用解表之桂枝汤，而是治以攻逐水饮的十枣汤了。

十枣汤方

芫花熬　甘遂　大戟

上三味，等分，各别捣为散，以水一升半，先煮大枣肥者十枚，取八合，去滓，内药末。强人服一钱匕，羸人服半钱。温服之，平旦服。若下后病不除者，明日更服，加半钱，得快下利后，糜粥自养。

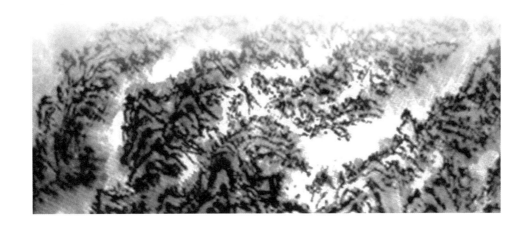

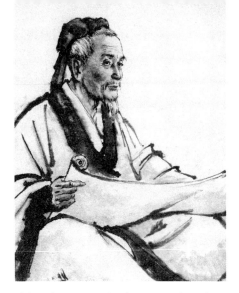

第十五计 | 调虎离山

"调虎离山"计的思想内涵，在医道上的运用就是病症（虎）往严重处（山）进展，将至未至，切记不可强力猛攻，应缓缓图之，使病势不再往峻处发展，然后治愈。

调虎离山，此计若用在军事上，是一种调动敌人的谋略。

其核心在一"调"字。虎，指敌方；山，即有利地势。若虎占据有利地势，则调之；若虎抢占有利地势时，也要调离之。在这两种情况之下，我方皆不可硬攻，正确的方法是设计相诱，把敌人引出或调离坚固据点，诱入我军有利地区，歼灭之。

这样的用兵思路也常在医道上运用，特别是病证（虎）往严重处（山）发展，将至未至，切记不可强力猛攻，应缓缓图之，使病势不再往峻处发展，然后疗愈。这种思路，可以说是中医治病的最基本办法之一。众所周知，中医是仁慈的医术，汗吐下泻、温清消补，医门八法也多是给病邪以出路的，从这一层意义上来讲，调虎离山，即驱邪离开我们机体即可。另外，中医治病讲究"大毒治病，十去其六；常毒治病，十去其七；小毒治病，十去其八；无毒治病，十去其九；谷肉果菜食养尽之，无使过之伤其正也"（《素问·五常政大论》），细究处，招招皆含有调虎离山之兵家内涵。自然，此种调虎离山之文化思维，仲景也有之。诸君知道，仲景在论阳明病时，将阳明病分为阳明热及实二证；其中阳明实证又分胃家实、脾约证和津亏便结证等；而在论述胃家实证时，又依据病势依次列为调胃承气汤证、小承气汤证及大承气汤证。大家知道，胃家实多是由白虎汤证及白虎加人参汤证发展而来，即阳明热邪弥漫，全身发热，内外充斥之大热在渐渐内收内敛内聚这一途径中与阳明燥屎逐步相结导致的病候。若将热邪喻虎，将阳明实即燥屎当作山，虎卧山中，便是大承气汤证之盛热与燥屎并重，病势在胃家实这一证候中算是最为严重的了。因此，在这一证候的疗法上，应该尽量尽早动手，一是将"虎"驱除，用调胃承气汤；二是将实散结，服小承气汤；三才是虎山并攻，猛药狂下，使大承气汤。

那么，在小承气汤证与大承气汤证之间，也即当虎（在里的盛热之邪）往山（即阳明里的实，燥屎之类）纠集之时，怎么办呢？《伤寒论》第二百一十四条：

阳明病，谵语，发潮热，脉滑而疾者，小承气汤主之。因与承气汤一升，腹中转气者，更服一升；若不转气者，勿更与之。明日又不大便，脉反微涩者，里虚也，为难治，不可更与承气汤也。

这一条，表述的即是上边之情况，"阳明病，谵语，发潮热"，说明热邪已与阳明实热相结，因为谵语发潮热是大承气汤的适应证，而下边"脉滑而疾"四字却又表明并不实实在在地是大承气汤证，为何？脉象不对嘛。大承气汤适应证脉象应为脉沉实，而此处切得的脉象却是"滑而疾"，也就是脉快。这一脉象提示我们，此时证候还不是大承气汤证之燥热内盛、腑气壅滞，但也脱离开小承气汤证，即比小承气汤证要重些。此时病证，若要比喻便是虎上山，将至未至山头之时，仲景采用的方法并不是用大承气汤攻下实热、荡涤燥结，而是缓图之，先以小承气汤一升调虎离山，若"腹中转气者"实热松结，燥屎转动，肠中咕噜咕噜叫或打屁了——我们不妨形象地讲为调虎离山头了，此时再连服小承气"更服一升"即可。

另外，大家知道，小承气汤方的方药组成及煎服方法：

小承气汤方

大黄四两，酒洗　厚朴二两，炙，去皮　枳实三枚，大者，炙

上三味，以水四升，煮取一升二合，去滓，分温二服。初服汤当更衣，不尔者尽饮之，若更衣者，勿服之。

每次应服量是六合，因为汉代一升为十合，煮取一升二合即十二合，分作两次吃，一次就是吃六合。而上边之吃法，却是一次吃一升，为何？此为"一方二法"，即一个方子两种吃法，原因是上述病证已明显有大承气汤适应之症状了，而不用大承气，用小承气就要加大剂量。

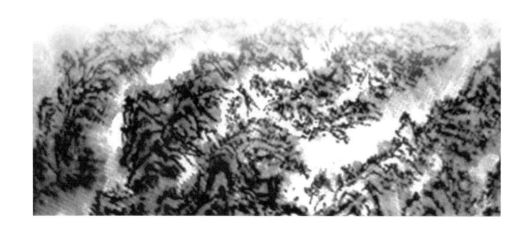

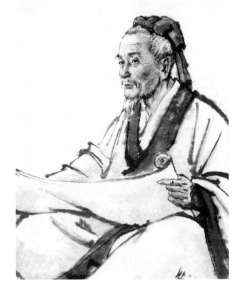

第十六计｜欲擒故纵

张仲景在大陷胸丸方中，择用"白蜜"这味药，其妙意即在"欲擒故纵"也！

前些天，我谈《红楼梦》。其中一篇，是说起林黛玉矫情的，有旅美学者看罢道：中国男人大凡是贱的，若女人不整得他七荤八素，他也多不觉够味。其时我听了，也颇多感慨，中国的男人么，继而鄙人又真的感叹于中国女人的谋略了。女人间大略是会流传这样一句俗话的——"轻易得到的，他不会珍惜。"因此，中国的女人在谈论感情的事上，竟多的是"欲擒故纵"呢。

诸君知道，这"欲擒故纵"之术，乃是《三十六计》之第十六计也。大凡说起此计的掌故，读者诸君将大抵会想到诸葛孔亮七擒孟获来，然而，若以兵家论，"纵"不等于"放"也。其实，后代注家倒也是有与鄙人意思相通者，即不可逼敌之太切，宜缓缓图之。再说，这计策里也含有一"需"卦。所谓"需"者，上坎下天，水在天上，将落未落，大雨固然好，然"飘风不终朝，暴雨不终日"，等待一下，迟缓一点点，便"有孚，光"。孚，通"福"；光，即为光大；此句也便是将有福光大。若处

45

世，善欲擒故纵者，显然得势；若处事，能欲擒故纵，定然取胜；若论起医道，谈起仲景先师，那也是精于此术的。不信么，且来看《伤寒论》第一百三十一条：

> 病发于阳，而反下之，热入因作结胸；病发于阴，而反下之，因作痞也。所以成结胸者，以下之太早故也。结胸者，项亦强，如柔痉状，下之则和，宜大陷胸丸。

这一条，说的是大结胸病之病位靠上的病因、病机、症状及治法。想必诸君了解，这种病位偏上的大结胸病是一种痛证，并且还伴有短气、烦躁、脖颈转动不灵，还有"如柔痉状"等。是热邪与水互结的热实结胸，水热互结于有形，当然要用泻热逐水破结的药来治，试看仲景先师开出的方子：

大陷胸丸方

大黄半斤　葶苈子半升，熬　芒硝半升　杏仁半升，去皮尖，熬黑

上四味，捣筛二味，内杏仁、芒硝，合研如脂，和散，取如弹丸一枚；别捣甘遂末一钱匕，白蜜二合，水二升，煮取一升，温，顿服之。一宿乃下。如不下，更服，取下为效。禁如药法。

分析上边几味药：大黄俗呼"将军"，笔者也曾介绍过它是"药之四维"之一，即泻热之极药。芒硝大寒，散结。葶苈子和杏仁皆为清宣肺气之药。再后方后文，有甘遂末一钱匕，也就是大概 1 克用量。大黄、芒硝、甘遂，这些峻烈之药一齐用上，泻热散结逐水，犹如狂风暴雨，力大无比也。仲景先师在这里却用一味"白蜜"，这就妙了。妙，在于"欲擒故纵"也。胸腔上部有热邪与水互结，胸膈当然疼痛，还有柔痉状，诸如角弓反张、四肢抽搐、牙关紧闭等症，病在里在外、在身在人看来都是相当重。大陷胸丸，药物组成也多是峻猛之药。这，便宛如两军对垒，一恶狼一猛虎，仲景调虎狼之师——"大黄、芒硝、甘遂"，以"白蜜"甘缓的作用，将药力缓和下来，将药效拉长一些，看似"纵"了，放了，然而却是为"擒"住弥散于胸膈之间的水热互结的病邪矣！

倘若不用"白蜜",不采用这"欲擒故纵"的方法,"大黄、芒硝、甘遂",狂奔攻入,其皆为下注力很大之药,直入胃肠,一泄而已,那留存在胸膈之上的水热互结病邪能祛除殆尽吗?还真未可知!

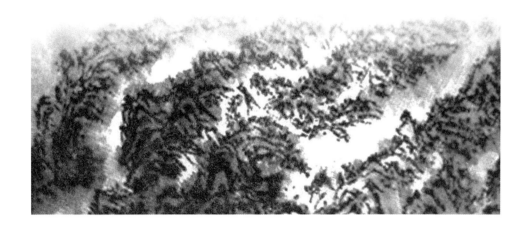

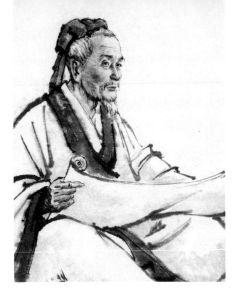

第十七计｜抛砖引玉

中医治病之大法，诸如吐出秽物以引邪离身，汗出以驱邪达表，下清消法以排大小二便将病邪排出，还有针灸之放血疗法，无一不是"抛砖引玉"。今仅择取仲景《伤寒论》之脾经证再论之。

众人尽知，中医是仁慈的。

仁慈表现之一，便是在治术上多采用给病邪以出路。前番，笔者也曾有论述，医门八法之中的汗吐下清消法，便是将病邪驱除体外即可。还有针灸治疗中的放血疗法，也是如此。这些方法，细究之处，倒颇类似于兵法之"抛砖引玉"之策也。

所谓抛砖引玉，即是《三十六计》之术，说的是为达引"玉"之目的，故意抛弃"砖"以"诱"或"捎带"之。《三十六计》此计后有举例若干，其中一条曰"曹翰一画调京城"。这故事讲的是宋太宗年间，大臣曹翰因罪发配汝州。翰趁太宗派使者来汝州之际，泪送画作于使者，并言自己罪重，谢圣上不杀之恩，还说家人因他获罪而炊米衣食无以为继，托使者变卖画作，以聊家人糊口。使者感动，一口应允，回至京城便把此事向宋太宗汇报。宋太宗打开画作一看，原是曹翰精心绘制的《下江南图》，内容为当年翰奉太祖圣意，攻打南唐旧事。太宗看罢，念起旧情，遂下旨将曹翰召回京城。曹翰以己一幅画作为"砖"，引来回京之"玉"，可谓"抛砖引玉"之策也。

前边，笔者所论中医治病之大法，诸如吐出秽物以引邪离身，汗出以驱邪达表，下清消法以排大小二便将病邪排出，还有针灸之放血疗法，无一不是"抛砖引玉"。今仅择取仲景《伤寒论》之脾经证经方以论之。

《伤寒论》第二百四十七条云：

趺阳脉浮而涩，浮则胃气强，涩则小便数，浮涩相搏，大便则鞭，其脾为约，麻子仁丸主之。

麻子仁丸方

麻子仁二升　芍药半斤　枳实半斤，炙　大黄一斤，去皮　厚朴一尺，炙，去皮　杏仁一升，去皮尖，熬，别作脂

上六味，蜜和丸，如梧桐子大。饮服十丸，日三服，渐加，以知为度。

趺阳脉为足阳明胃经在脚面上的一个穴位，候脾胃。今"脉浮而涩"，浮，主热；涩，主阴液不足。"浮则胃气强"，提示胃热旺盛。"涩则小便数"，为何？原来涩脉为细而迟之象，前边说了，是主脾阴虚亏，胃阳太盛，胃中之水液可以经脾而偏渗膀胱成尿，而脾则不能很好地将津液重新输送至胃肠，致使尿多，并胃肠干燥成燥屎。此证之症，一是尿多，二是大便硬，治以麻子仁丸。细看这麻子仁丸原是由麻子仁杏仁＋芍药＋小承气汤所组成。小承气汤以通便为主，麻子仁、杏仁也能润滑肠道，芍药养血敛阴补脾阴虚，大便既通，小便自然不数，大便即为可抛之"砖"，捎带病邪排出，以引来证愈之"玉"哉！

.

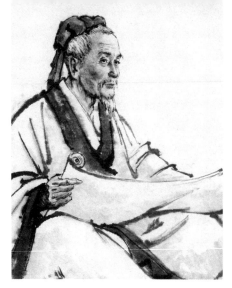

第十八计 | 擒贼擒王

在《伤寒论》中，若太阳表证既有，又兼里重证，怎么办？张仲景教给我们一"招"：擒贼先擒王也！

《三十六计》第十八计，擒贼擒王。

"摧其坚，夺其魁，以解其体。龙战于野，其道穷也。"其中的"龙战于野，其道穷也"，出自《易经·坤卦》，意思是说，使强龙战于田野，其道力就无穷大，比喻以重力大兵直取"上将之头"，也就是擒贼先擒王！

清代医家尤在泾，在其医书《金匮翼》有云："实人伤寒发其汗，虚人伤寒建其中。"这，是医治太阳表证的一般治疗原则。但若人既有表证又兼里证，怎么办？笔者曾经谈过，也是仲景先师教过的："太阳病，外证未解，不可下之，下之为逆。"此即先解表再攻里也。但是，这条经文的运用有一个前提：里证即里虚或里实证都不大重时，方可用之。若太阳表证既有，又兼里重证，怎么办？擒贼先擒王也。

来看仲景《伤寒论》第一百二十四条经文：

太阳病，六七日表证仍在，脉微而沉，反不结胸，其人发狂者，以热在下焦，少腹当鞭满，小便自利者，下血乃愈。所以然者，以太阳随经，瘀热在里故也。抵当汤主之。

"太阳病，六七日表证仍在"，大家知道，太阳病，若不去疗治，也会因行其经尽自愈，大概的病程是"发于阳，七日愈；发于阴，六日愈"。而"发于阳"者为中风；"发于阴"者为伤寒。也就是说，若其人得了伤寒，六日愈；得了中风，七日愈。然而，现在其人"太阳病"已过"六七日表证仍在"，提示病邪未传阳明，也未传少阳，而是邪已循经入里，但表证仍在。表证者，脉必浮紧或浮缓，今见"脉微而沉"。沉脉主里，提示表证虽在，但里证重。那么"脉微"者何？大家知道，脉微主阳虚。结合以下症状"发狂""少腹当鞕满"，便知这不会是阳虚，阳虚患者精神困顿，少腹也多不会硬满。那么为何"脉微"？原是有形的邪气阻滞脉气，脉气不利而致脉微，说明病有瘀结。关上脉沉，以其结在心下。今见沉微之脉，反不结胸，其人发狂者，是太阳阳热循经传于下焦也。夫下焦者，决渎之官，上出于肾，下属膀胱。少腹硬满是提示热结膀胱，以此，可诊为下焦膀胱腑证。太阳腑证，一曰蓄水，二曰蓄血，二证之鉴别，则看小便。若小便利，有血也；小便不利，无血也。今见"小便自利者"，乃是血证。

针对此条，当代医家郝万山有云："此是血热瘀结，瘀成形而势重，热已敛而势缓，证见少腹硬满，如狂或发狂，或身黄，脉沉微或沉结，小便自利。"仲景先师给出的方子，便是抵当汤方。

抵当汤方

水蛭熬　虻虫各三十个，去翅足，熬　桃仁二十个，去皮尖　大黄三两，酒洗

上四味，以水五升，煮取三升，去滓，温服一升。不下，更服。

水蛭，为水中动物；虻虫，是空中飞物；桃仁、大黄，则分为陆路产物。纵研此方，可知为破血除瘀药之"海陆空"的组合拳法，如此大的破血逐瘀之剂而没有一味解表邪的药，其时"表邪仍在"，何者？擒贼擒王也！

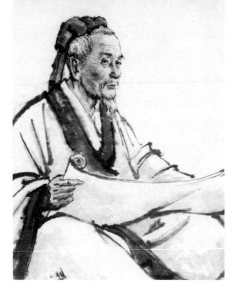

第十九计 | 釜底抽薪

在《伤寒论》中，张仲景用"大承气汤"急下之法，也即以大承气汤急下阳明燥热，而去拯救少阴津液虚衰之大法的实质，便是"釜底抽薪"之"计策"的精准运用也！

《三十六计》第十九计，釜底抽薪。

古人有语："以汤止沸，沸乃不止，诚知其本，则去火而已矣。"其意思便是现今的俗语——"扬汤止沸，不如釜底抽薪"，比喻治其乱象不若从本质上解决问题。《三国演义》官渡之战，曹操并没正面与袁绍开战，而是一把大火烧了袁绍粮仓乌巢，结果导致袁军大败，便是此计的绝妙运用。

这样计策，仲景先师也尝验之。

比如《伤寒论》中，有关少阴急下三证，其治法可谓"釜底抽薪"之法了。我们还是看原文，依次分别为：

《伤寒论》三百二十条：

少阴病，得之二三日，口燥，咽干者，急下之，宜大承气汤。

《伤寒论》三百二十一条：

少阴病，自利清水，色纯青，心下必痛，口干燥者，急下之，宜大承气汤。

《伤寒论》第三百二十二条：

少阴病，六七日，腹胀，不大便者，急下之，宜大承气汤。

大家知道，少阴病以肾阳虚衰为主，又因肾内存元阴元阳，肾阳虚必导致津液虚，最后患者表现为全身正气衰竭，所以少阴病原本应是一个津液虚的虚证。此三条用下法，这是为何？我们来分析原文。三条起笔均表明为"少阴病"，这是提示三条经文中所说之患者皆已有少阴病之特点，但欲寐、脉或沉或微细等，但三条突出的症状分别是"口燥，咽干"，"自利清水，色纯青，心下必痛，口干燥"和"腹胀，不大便"，这是为何？细分析，这些症状皆为阳明腑实之证的表现症状。那么，为什么此时的少阴之证会有阳明腑实证的症状表现呢？原来阳明为中焦之土，阳明燥热极易劫下焦之阴水，下焦阴水被劫，津液虚，少阴证现。也就是说，此三条之少阴证，其根本就是阳明腑实证所导致的，也可以说是同一种病，即阳明腑实证，只不过，在此处仲景先师将其搁在少阴篇里讲，原是其症状已有少阴之证的表现，故而从正气虚的角度来归类，便可以看作是少阴证。

怎么办？仲景先师用"大承气汤"急下之法，也即以大承气汤急下阳明燥热，而去拯救少阴津液虚衰。这就正如不使锅内之水进一步蒸发掉，而赶快抽去锅下燃烧之柴。"釜底抽薪"，此之谓也！

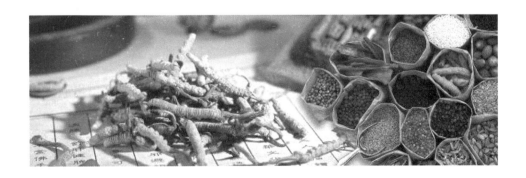

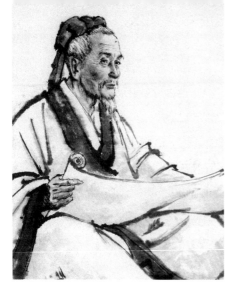

第二十计｜浑水摸鱼

当病象繁乱复杂如一团"浑水"时，医者要具备鉴别诊断的本领，学会在"浑水"中"摸鱼"！

小时候笔者跟祖母学医，常听祖母说，患者是不会照书得病的，要当一个好中医，应该学会"浑水摸鱼"。"浑水摸鱼"是《三十六计》第二十计。原文曰："乘其阴乱，利其弱而无主。随以向晦入宴息。"意思便是，趁着对方内部混乱之时，利用它势弱而无头绪，及早认识，从而解决之，（如此）方得像到了晚上躺下休息那样简单。若此计用以医道，当是病证初起时，及早施治！然而，我理解祖母所说的"浑水摸鱼"之意思并非局限于此！——大概还应该是，当病象繁乱复杂如一团"浑水"时，医者要具备鉴别诊断的本领"抓鱼"吧。

其实在《伤寒论》中，仲景先师列举了不少鉴别诊断的条文，为了简要说明问题，特举以下一条——《伤寒论》一百三十六条：

伤寒十余日，热结在里，复往来寒热者，与大柴胡汤；但结胸，无大热者，此为水结在胸胁也，但头微汗出者，大陷胸汤主之。

试分析上边的经文。这个患者伤寒已经有十余天了，"热结在里，复往来寒热者"，热结在里，提示热邪已结于阳明；往来寒热，提示少阳经有邪。既然阳明经有热邪壅滞，少阳经也有邪气，那便要"与大柴胡汤"。"但结胸，无大热者"是说其人只有结胸，而无阳明热与少阳寒热往来之症，那就为"水结在胸胁"，即热邪与水邪互结在胸胁部，"但头微汗出者"，也就是只有头部出汗的，"大陷胸汤主之"便是要喝大陷胸汤。

　　经过以上分析，我们得知，这一条经文原是大柴胡汤证与大陷胸汤证的鉴别诊断。

　　仲景先师为何教我们将此二证鉴别？因为大柴胡汤证与大陷胸汤证实有许多相同症状纠结在一起，一时显得颇是"浑乱"，很难瞬间辨清。比如二者都有胸胁疼、心下疼、心烦等相似症状。这样一个患者来了，各样症状在身，纠缠混杂，怎样在其中"抓鱼"，"浑水摸鱼"，便是要有辨证的能力。结合以上经文，我们得知辨证的关键便是，一抓"无大热"，二抓"但头微汗出"。仲景在前边一节文字中已经说明大柴胡汤证应具备：一热结在里，即热邪在阳明；二往来寒热，即热邪在少阳。那么下节的"无大热"便是提示此大结胸证，一无阳明日晡所发潮热，二无少阳病之寒热往来；又因为大结胸证是水热互结，热邪受水邪牵制，热不能外越，故身无汗，但是热邪主上，寒邪主下，热邪上冒到头，寒邪下沉失约，又兼头为"诸阳之会"，故结胸病"但头微汗出"。

　　掌握诸证病因、病机、临床主症之鉴别，大概算是能"浑水摸鱼"了。

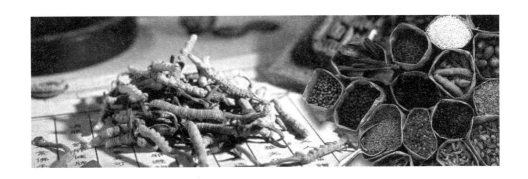

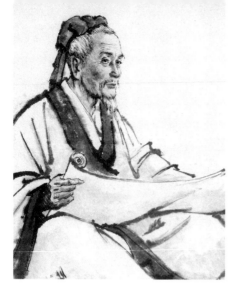

第二十一计｜金蝉脱壳

"金蝉脱壳"，原意为脱去外壳，化蛹成蝉。若以张仲景六经辨证来言，《伤寒论》之六经病传皆可以喻为"金蝉脱壳"，并且有时还相当形象。

金蝉脱壳，是兵法《三十六计》的第二十一计。

其原意为脱去外壳，化蛹成蝉。若以仲景六经辨证来言，《伤寒论》之六经病传皆可以喻为"金蝉脱壳"，并且有时还相当形象。

诸君知道，金蝉脱壳可分为脱尽或未脱尽。六经病传也有传尽或未传尽之分，比如太阳病传入阳明病时，便有"转系"和"转属"之分。所谓转系，便是太阳病邪大部已传入阳明经脉，只是未传尽，这就像蛹已出壳，但蝉身并没完全脱离茧壳；所谓转属，便是太阳病邪已完全传入阳明经脉，成为阳明病，而与太阳病无干系，就仿佛蛹已破壳而出，飞跃枝头，成为一只鸣蝉了。

我们还是来看《伤寒论》原经文是如何表述的。先来看太阳病转系阳明，第一百八十八条："伤寒转系阳明者，其人濈然微汗出也。""伤寒"即是太阳病之一证，表实证，这里可以代表太阳病；"转系"——转者，便是太阳病已传递阳明；系者，联结也。也就是说，虽然太阳病已传递阳明经经脉，但与太阳病仍有联结，是传之未尽之意。"其人濈然微汗出也"这一句是症状描述，"濈然"是汗出不断的样子，也就是这个患者不断有微汗出。诸君知道，"阳明病，法多汗"，此处则是"微汗"，为何也？微汗者，说明汗出不畅，不畅必表有闭塞，表有郁闭就提示太阳病仍在。所以，这句经文所表述的太阳传阳明当为"金蝉脱壳"已脱而未脱离开之时。

　　然后来看，太阳病转属阳明，第一百八十五条："本太阳，初得病时，发其汗，汗先出不彻，因转属阳明也。伤寒发热，无汗，呕不能食，而反汗出濈濈然者，是转属阳明也。""本太阳"，原来这个患者就是太阳病。"初得病时，发其汗，汗先出不彻"，初患病时，医生给他用了发汗法以解其表，汗出不彻底，也就说明病邪已除，但不彻底，结果邪气"转属阳明也"。转者，传递也；属者，属于也，归到其类也。此即表明病已完全归属到阳明了。那么，此时症状如何呢？且来看，"伤寒发热，无汗，呕不能食，而反汗出濈濈然者，是转属阳明也"。也就是说伤寒本来是发热的，无汗的，"呕不能食"是说明此时阳气抗邪于表不能顾护于里，里气失调，上逆成呕，逆气上冲而不能进食，提示邪气已传入阳明。如果以上表述还可以看作是太阳病传递阳明病之初，也即转系之时，到"而反汗出濈濈然者"，便已是邪气全部传入阳明，为何？一是"而"字提示此与彼是完全不同的，"反"字提示症状已截然相反，即太阳传阳明之初，前节所述之"无汗"已完全相反，变成"汗出"。"濈濈然"，汗出连绵不断貌，说明此时大汗已是连连不断。这时候，病已"转属阳明也"，已经完全属于阳明热证，即"金蝉脱壳"，蝉已破茧，飞跃枝头，成为不同于蛹（太阳病）的一只鸣蝉（阳明热证）了！

　　金蝉脱壳，若运用于兵家，就要识别敌方主力部队何在，或围歼，或躲避，或奇袭，自然便会游刃有余；若此计用于医家，便是须要辨证清楚，或解表兼清里热，或辛寒折热专用白虎汤，对证施治即可。

　　噫吁嚱，通过以上二条经文与兵法之金蝉脱壳之解读，我们发现，中国传统兵家与医家在思想认识上多么互通互融！

57

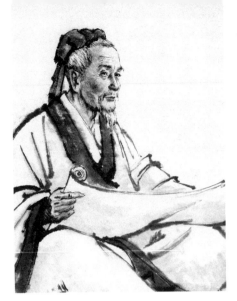

第二十二计｜关门捉贼

张仲景制小柴胡汤方，其中方中用半夏、生姜以治胃，是关了少阳邪气传变的第一道"门"；人参、甘草、大枣补脾健脾，又关上了少阳邪气里传的又一道"门"。二道门尽关，以柴胡清少阳经热，以黄芩清少阳腑热，真可谓是"关门捉贼"！

中医学，最讲阴阳二字。

《素问》有言：阴阳者，天地之道也。一部《伤寒论》，也是处处体现阴阳思想，比如有论发热恶寒的中风证，也就有与之相对应无热恶寒的伤寒证；在写法与结构组织上，也是有诸如麻黄汤证与桂枝汤证等等的对比论证；就连笔者研究发现其中蕴含的《三十六计》之兵家思维的运用描述上，也是"一枝两花，互为映照"——具体来谈，就是说《伤寒论》中隐含的《三十六计》之精神，非但只言救治法，还有在病机表述上，即不仅仅治以《三十六计》之思想内涵，病邪袭人的表述上也暗蕴其道呢。前番，笔者两篇文章，一曰瞒天过海，一曰借刀杀人，就是分别以"病证"与"治法"的不同角度来阐述《伤寒论》之中内蕴的《三十六计》之道。

大家知道，中医最忌"闭门留寇"，但是反过来，中医在治疗上也有类似于"关门捉贼"之策的运用。"闭门留寇"是一句中医术语，意思是关门把盗贼给留在屋里了。有病邪在内，盲目进补，就等于关门留贼在屋内，一旦病邪留在体内就很难驱逐了。至于"关门捉贼"又是怎么一回事呢？且听笔者详解。

《三十六计》之"关门捉贼"计，古人按语有言："捉贼而必关门，非恐其逸也，恐其逸而为他人所得也；且逸者不可复追，恐其诱也。贼者，奇兵也，游兵也，所以劳我者也。吴子曰：'今使一死贼，伏于旷野，千人追之，莫不枭视狼顾。何者？恐其暴起而害己也。是以一人投命，足惧千夫。'追贼者，贼有脱逃之机，势必死斗；若断其去路，则成擒矣。故小敌必困之，不能，则放之可也。"追击盗贼，只要留有盗贼脱逃的机会，他就必然会为了逃走而拼死格斗；如果截断他任何逃脱之路，贼就必然会被捉住。所以，对付小股敌人，必须包围歼灭之。

春秋时期，齐魏两国的马陵之战，是关门捉贼的经典战例。

此战讲的是，魏将庞涓中了孙膑的减灶之计，深入险境马陵道，被齐军关了门，万箭齐发，庞涓战死、魏军溃败的史事。细研"关门捉贼"之计成，则必一须要"贼"进门；二须要关门。"贼"，不内陷，此计无从谈起；不"关门"，也叫不得"关门捉贼"也。所以此计在兵法上的运用，最在于请君入瓮，诱敌深入也。然而，在医家，则不可拘泥——料不会有医者为使"关门捉贼"之策而有意坐等"邪之内陷"的吧（一笑）。但在临床上，却也是很有邪自内陷者，这时，不妨可治用"关门捉贼"一计也。

《伤寒论》中就有这样的条文呢，且来看其第九十七条：

血弱气尽，腠理开，邪气因入，与正气相搏，结于胁下，正邪分争，往来寒热，休作有时，嘿嘿不欲饮食，脏腑相连，其痛必下，邪高痛下，故使呕也，小柴胡汤主之。

这一条，是仲景先师以很形象的语言来描述正邪交争的。

当下伤寒大家胡希恕批讲此条曰，"血弱气尽"，这就是开始的时候，太阳病，讲麻黄汤时讲的"阳气重故也"，脉浮紧，那么表证的时候，人体以大量的精气往体表来输送，就是津液，那么这种东西哪来的呢？它来自胃了。那么这个时候没得汗出而解除疾病，而且这个身体越来越不能支持了，人这个身体同疾病是永远斗争的，要不然的话人活不了，外界害人身体的细菌病毒有的是呀，这个是个自然的。这个时候机体要防里了，一防里，外边这个体表血弱气尽，不像在表证的时候——咱们都得过感冒，血管非常充涨，那不是血弱气尽，正是体液充实在外，那么在半表半里的时候就不是了。在表血弱气尽，这个血弱气尽，不是无故地这个人就虚起来了，不是的，他把这个力量都撤到里头去了，在里头抵抗疾病。往里头撤这个体液津液，"腠理开"，皮肤谓之腠，理者肌肉纹理嘛，这个地方都疏松了，人体血气充斥这个地方，它非常致密，津液往里一撤，这个地方就虚了，虚了这个病就往里头来了，"邪气因入"，邪气趁机往里头去了。到哪去了呢？"与正气相搏，结于胁下"，这个正气在里头预备另一道防线，集中力量在胁下这个地方、胸腹腔间中间这个地方，就是募原这个地方，与正气相搏，邪还要往里头进，但是机体不答应它了，相拒于这个地方，结于胁下。"正邪分争，往来寒热"，正邪作战场的地方，就是胁下这个地方，"分争"就是交争，那么正往前进，这个邪退，邪进于表了就要怕冷，太阳病必恶寒啊，那么有的时候正气弱了，邪气进了，邪进于里则恶热、不恶寒。所以这个往来寒热是这么来的，时而进表，时而进里，就是正邪分争造成的，分争的时候往来寒热，一阵儿冷，一阵儿热。正邪也不老这么争啊，不争的时候也可以休止，所以"休作有时"，争的时候，一阵儿冷一阵儿热，不争的时候就不见往来寒热。"默默不欲饮食"，你想在胸腹腔间这个地方，正邪分争到这么个地步，所以这个人，少阳病是个热病，人昏昏然不愿意吃东西啊。这个热，这个胁下、胸胁这个地方，就是膈这个部位，一定要碍于食欲的。"脏腑相连，其痛必下"，半表半里这个部位脏腑相连，一切的脏器都在这里，上有心肺，再往下就是肝脾，再往下胃肠、肾、子宫都在这呢，脏腑相连啊，虽然热结于胁下这个部位，但这个热不可能不波及胃肠的。波及胃肠，胃肠是水谷之海，激动里边的水，"其痛必下"，胃肠这个部位一定要疼的。"邪高痛下"，邪在胸胁这个地方，高啊，而疼在肚子，在下边这个地方。上边有热，底下有水气被激动的腹痛，这人要呕了，

"邪高痛下，故使呕也"。

通过以上胡老的批讲，我们可以得知，外邪内陷少阳，半表半里，往下传，少阳传太阴，到了脾；少阳还可以传阳明，胆热犯胃。此时，邪气已是入了"门"，要想歼灭之，就须"关门""捉贼"，仲景先师开方曰：

小柴胡汤方

柴胡半斤　黄芩三两　人参三两　半夏半升，洗　甘草炙　生姜切，各三两　大枣十二枚，擘

其中方中半夏、生姜以治胃，关了少阳邪气传变的第一道"门"；人参、甘草、大枣补脾健脾，又关上了少阳邪气里传的又一道"门"。二道门尽关，以柴胡清少阳经热，以黄芩清少阳腑热，真可谓是"关门捉贼"了。

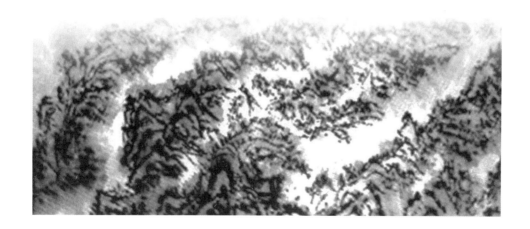

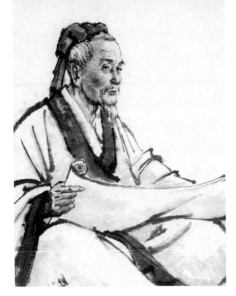

第二十三计 | 远交近攻

半夏泻心汤之治道，便类似于"远交近攻"此计。何也？且听鄙人道来——

《内经》有言："心者，君主之官，神明出焉。"

心属阳，居于上。若将心比君王，居于宫中，心下则属于联结上下的通道。凡是交通要道处，极易发生堵车与拥挤，心下，也如此。痰气痞，便是心下痞之一证。所谓痰气痞，便是气痞加痰邪侵扰。诸君已经知道，气痞乃是热痞，即热邪入里与无形病理产物相结于心下，按之濡。那么，痰邪从何而来？《医宗必读·痰饮》："按痰之为病，十常六七，而《内经》叙痰饮四条，皆因湿土为害，故先哲云：脾为生痰之源……脾复健运之常，而痰自化矣。"痰邪从脾失运化所致矣。

诸君尽知，痰气痞乃气痞加痰邪干扰，那么其证有何主症呢？且来看，《伤寒论》第一百四十九条：

伤寒五六日，呕而发热者，柴胡汤证具，而以他药下之，柴胡证仍在者，复与柴胡汤。此虽已下之，不为逆，必蒸蒸而振，却发热汗出而解。若心下满而鞕痛者，此为结胸也，大陷胸汤主之。但满而不痛者，此为痞，柴胡不中与之，宜半夏泻心汤。

试来分析之，"伤寒五六日，呕而发热者，柴胡汤证具"，伤寒已经五六日了，还没有好，大家知道"病发于阴者，六日愈"，若不愈，"颇欲吐，若躁烦"为传也。此时，出现"呕而发热"，"呕"提示热邪已入少阳，因为少阳经热犯胃必呕；"发热"提示热已循入少阳之腑，因为少阳腑热为持续热，而不是少阳经寒热往来，这便是小柴胡汤证，即"柴胡汤证具"。"而以他药下之，柴胡证仍在者，复与柴胡汤。"本来是柴胡汤证，医者反而误用了下法。诸君知道，少阳病有"三禁"，即禁汗、吐与下法。吴谦《医宗金鉴》有歌诀云："少阳三禁要详明，汗谵吐下悸而惊。甚至吐下利不止，水浆不入命难生。"此刻，误用下法，然因体质因素，一时没出现悸惊，只是柴胡汤证仍在，即仍有胸胁苦满等症，仲景说，"复与柴胡汤"，也就是还要给他喝柴胡汤。"此虽已下之，不为逆，必蒸蒸而振，却发热汗出而解。"此人虽然已经用了下法，此时仍不为逆，必"蒸蒸而振"。何为"蒸蒸而振"？蒸蒸者，兴盛貌；振者，动也。此处，便是剧烈地打寒战。此为"战汗而解"第一步也。大家知道，太阳伤寒有自解，方式有三：一曰自汗，二曰自衄，三曰战汗作解。"却发热汗出而解"，"却"，此处解为"又""接着"之意，接着发热汗出而解。"若心下满而鞕痛者，此为结胸也，大陷胸汤主之"，如果不解，反而出现"心下满而鞕痛者"，此乃结胸证，治以大陷胸汤。"但满而不痛者，此为痞，柴胡不中与之，宜半夏泻心汤"，为何心下满？当然是因少阳误治之后，少阳半表半里之热邪已经入里，"肝邪犯脾，胆邪犯胃"，热邪侵犯中焦，使中焦气机不利，斡旋失司，胃气本为降浊反上升成胃热犯逆作呕，脾原为升清却下陷成脾寒下利，"而不痛者"提示中焦气机不畅，热郁心下，没有与心下有形邪气互结，但也脾失健运成痰，痰邪有扰，只是痰邪与热邪没有相结，然相互侵扰而已。打个比方，正如男女二人，此时正是恋爱期，而没结婚成一家人。若结合在一起，即很有可能致结胸。此时没结，"为痞"，不能服用大陷胸汤，也不用柴胡，应用半夏泻心汤治疗。

综上分析，可知这痰气痞定有心下痞（即热邪壅滞心下之气痞）+痰邪＋胃热犯逆作呕＋脾虚陷下成利。怎么治？仲景已开出方子：半夏泻心汤。

半夏泻心汤方

半夏半升，洗　黄芩　干姜　人参　甘草炙，各三两　黄连一两　大枣十二枚，擘

上七味，以水一斗，煮取六升，去滓，再煎取三升，温服一升，日三服。

还是要回到题目上，其间有没有兵家之道？

当然有！此正应为"远交近攻"之策！

远交近攻，乃《三十六计》之第二十三计。原文为："混战之局，纵横捭阖之中，各自取利。远不可攻，而可以利相结；近者交之，反使变生肘腋。范雎之谋，为地理之定则，其理甚明。"范雎者，秦昭襄王之宰相也。战国时期，他曾向秦昭王提出"远交近攻"的策略，即希望秦国将地理位置较近的韩国、魏国作为攻击的目标，同时，将地理位置较远的齐国等国作为交好的国家，也就是，施恩于远方势力而攻打邻近敌人，最终使秦一统六国。

半夏泻心汤治道，便类似于此计。

上边我们说过，心为君主之官，若运此计，便为"近心者攻之，远心者补之"。近心者何？心下也。所攻者何？心下之热邪气痞为一，心下之痰邪为二。以何攻之？"痰在上，引而越之；痰在中，分而化之；痰在下，淡渗利之。"半夏、生姜辛开分痰；黄连、黄芩苦泄清热。远心者何？脾胃也。所补者何？人参、甘草、大枣。

柯韵伯《伤寒来苏集》解此方，有曰："干姜助半夏之辛，黄芩协黄连之苦，痞硬自散。用参甘大枣者，调既伤之脾胃，且以壮少阳之枢也。"

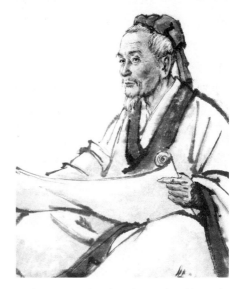

第二十四计 | 假途伐虢

《伤寒论》第三十六条云："太阳与阳明合病，喘而胸满者，不可下，宜麻黄汤。"仲景师此一剂麻黄汤，看似只专去解太阳之邪，不管无顾阳明之邪。其实，这正是"假途伐虢"之"假借解太阳伤寒之途，祛除阳明经表之患"的经典妙用啊。

《三十六计》第二十四计为"假途伐虢"。

假途伐虢，典出《左传·僖公二年》。春秋时期，虞和虢这两个国家唇齿相依，共荣共生。晋国君献公一直想灭掉二国，但那两个国家互为犄角，相互援助，同时举战，很难取胜，于是大臣荀息献计"假途伐虢"，就是假虞之道，去专攻虢，虢既已亡，虞也被灭。

这一兵家计传达出来的文化内涵是，若两敌依附，不必兼攻，可取破一敌而屈另一敌之兵，而达全胜。但此二敌，依鄙人之见，其相互依存之关系非一般紧密，当属"唇亡齿寒"之一对难兄难弟也。如此，方可用此法；否则，不可用也。

此法，在仲景经方中当然也有运用，比如《伤寒论》第三十六条"太阳与阳明合病，喘而胸满者，不可下，宜麻黄汤"，即是如此。

下边，我们可以详细分析一下——

在这条经文中，"太阳病"者何？当然非中风，即伤寒也。据经后方麻黄汤可知，此太阳病当为太阳伤寒，即太阳表实证也。"阳明病"者何？当然非阳明经证，便为阳明腑证。据经文一症状"胸满"可知，应为阳明经表证也，因为阳明腑证应为腹满。是故，此条所述之"太阳与阳明合病"，当为太阳伤寒与阳明经表证之合病。

我们知道，在《伤寒论》中，仲景治伤寒用麻黄汤，治阳明经病证选用葛根汤。那么，是不是治此太阳与明明合病，就要选用麻黄汤加葛根汤呢？还真不是。为什么？因为经后有方，麻黄汤。此之为何？我们还是从病症切入，以分析病机入手来寻求答案吧。

先看病症，太阳伤寒症状，在《伤寒论》中，仲景专有论述——《伤寒论》第三十五条有"麻黄八症"——"头痛，发热，身疼，腰痛，骨节疼痛，恶风，无汗而喘"也，即三组症状，一曰发热恶寒，二曰诸痛，三曰无汗而喘。阳明经表证有何表现呢？据清代吴谦《医宗金鉴》云："葛根浮长表阳明，缘缘面赤额头痛。发热恶寒身无汗，目疼鼻干卧不宁。"然后我们再来对照二经表证，发现大部分症状雷同，只是阳明经病多了诸如"目疼""卧不宁"等症状。为何目疼？《灵枢》有"胃足阳明之脉，起于鼻之交頞中，旁纳太阳之脉"。为何"卧不宁"？《内经》有云，"胃不和而卧不安"是也。

接着，我们来分析太阳表实证病机。为何"发热恶寒"？恶寒是因寒为阴邪，最易伤人阳气，阳气受伤，温煦失司，恶寒先起且重；发热，则是寒邪闭表，阳气被郁达一定程度后，奋起抗邪所致。为何"身诸痛"？因为寒主收引，主痛，寒伤肌表致肌肤气血涩滞、筋脉拘挛所致。为何"无汗而喘"？无汗，是寒邪闭表，卫闭营郁，腠理不开；喘，则是表闭无汗，肺失宣发肃降，气上逆而成喘。

太阳与阳明合病是怎么一回事呢？

据《皇汉医学》批此条云："所谓太阳与阳明合病者，是指太阳病不解而转属阳明之机会与有阳明证时而兼发太阳证之时相似也。前者自表及于里，后者由里达于表也。然太阳、阳明二证，在共存时则相等，而前者为普通所见，故暂置之。今就后者说明之。大概阳明证以泻下可解，然有时病毒之一部欲由皮肤逃遁而现表证，同时有迫呼吸器而发喘证者。此际固有阳明证，而太阳证亦一时的存在也。故成氏所谓太阳与阳明之合病而胸满者，由喘为主证，而胸满为客证也。故以主证之喘为目的而用本方，则喘与胸满亦皆治愈之意也。"

现在，仲景先师教我们"不可下"。

此一剂麻黄汤，看似只专去解太阳表实证，而又有"不可下"字面上来看更似不管无顾阳明经表证也，其实，这正是可谓"假途伐虢"之"假借解伤寒之途，祛除阳明经表之患"的妙用啊。因为，我们知道，既然二经表证相合成病，又都是因寒邪所致，虽然二者看来密不可分、交错为疾，仲景取"麻黄汤"一剂破解太阳表实证，那么阳明经证自解去。也就是说，此时病者以太阳病喘为主证，兼有胸闷，仲景先师以借治太阳病喘之"途"，以达到消除胸闷之疾也，用方为麻黄汤。

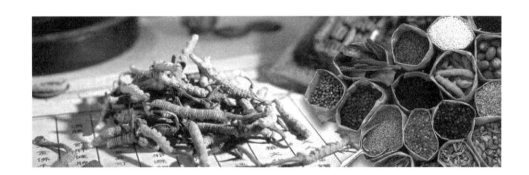

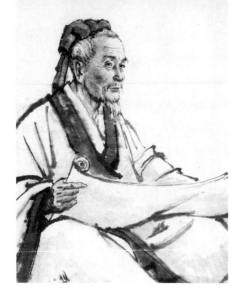

第二十五计｜偷梁换柱

诸君知道，在临床上，一些证候也是变化万端，"鬼计"频出的家伙。兵法《三十六计》之偷梁换柱，即为一些病证所"惯用"，作为高明的医家，就要善于识之歼之矣。

读兵法者，有三重境界：其一熟读，其二惯用，其三善破。

所谓熟读，即是将兵书读得烂熟于心，字句条文如数家珍；惯用，便是两军对垒时能用兵法制敌；而善破者，就是遇到同样是兵家高手，要善于识破对方诡计以歼之。兵家如此，医家亦如此。诸君知道，在临床上，"病邪"这个坏蛋也是变化万端，"鬼计"频出的家伙。兵法《三十六计》之偷梁换柱，即为一些病证所"惯用"，作为高明的医家，即为一些病证所"惯用"，作为高明的医家，就要善于识之歼之矣。

比如《伤寒论》中"但头汗出，剂颈而还"，这一病症便是如此。一个患者只头上冒汗，身无汗，且到脖子这汗就没有了。单听这一症状，想必诸君就会觉得怪怪的了——患者只头上有汗，汗到脖子就没了，这是为何？当然，此时若是一个粗枝大叶的郎中定然会草率作答：这不是湿热发黄证么。可能会是，但也可能不是。为何？君不识"偷梁换柱"之计耳。行文至此，笔者倒不禁惦起往事。话说当年，笔者携家人去游南湾水库，路经信阳车站，忽闻得炒毛栗子之香气扑鼻，一时馋虫兴动，就信步来至一摊前，拣货，装袋，送于摊主过秤。摊主接了，过秤，要钱。笔者付钱。摊主收钱，弯腰放钱，缴货。笔者接货走人。不料，坐车远去之时，笔者打开袋子一看，傻眼了，原先拣得又肥又大的毛栗子竟换成一袋又烂又小又不熟的东西。家人看罢，笑了云：瞧你这个熟读兵法的，咋就中了小摊贩的"偷梁换柱"之计呢！咳咳！包装一模一样，里边实质早变矣。

话说回来，"但头汗出，剂颈而还"这一病症，大凡也会如此的。

不信么？且来看仲景先师之教导。有经文第一百三十六曰："但结胸，无大热者，此为水结在胸胁也，但头微汗出者，大陷胸汤主之。"这一条经文告诉我们，水热互结在胸胁同样也会引起但头汗出。为什么？试来分析："但结胸"说明结胸已成。"无大热"提示非阳明实热，也无少阳之寒热往来。"此为水结在胸胁也"，就是热邪与水结于胸胁，热邪要外越，外越就出汗，而此时有水邪纠结，热外越不得，身必无汗；然热主上，水主沉，热邪必然要上冒到头，又因头为"诸阳之会"，热邪自会由头外越体外而为汗，是故"但头微汗出者"，在此时此处，应诊为大结胸证。

那么，是不是我们见到"但头汗出者"，就要考虑非湿热发黄就断为大结胸呢？

非也！此症的"偷梁换柱"之计还未穷也！

《伤寒论》第一百一十一条有云："太阳病中风，以火劫发汗，邪风被火热，血气流溢，失其常度。两阳相熏灼，其身发黄。阳盛则欲衄，阴虚小便难。阴阳俱虚竭，身体则枯燥，但头汗出，剂颈而还。"此处还有"但头汗出，剂颈而还"。这，又是此症一层"障眼法"也。但仲景先生已先行为我们分析了，此症此时此处是因为：一"血气流溢，失其常度"，二"阴阳俱虚间竭，身体则枯燥"所致也。其即由于火热之邪伤人阴血津液，致身体枯燥，血液津液亏损，虽热欲外越而为汗，然汗出无源故身无法，但身体还剩有少量津液必因热上冒升头，蒸出而为头汗。这绝不是什么湿热发黄，也非大结胸，乃是热邪伤阴血之内热证也！

——偷梁换柱，可以休矣！

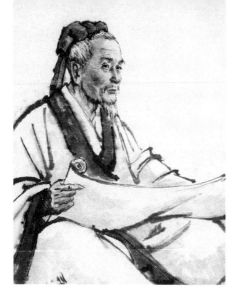

第二十六计 | 指桑骂槐

五苓散本为"利小便"之方药，怎么用来治下利？此，正所谓"指桑骂槐"之策也。

《孙子兵法》第二十六计，指桑骂槐。

其字面意思是，指着桑树骂槐树。兵家用此策，可引申为表面打此却是暗地攻彼。医家仲景治下利一法曰"利其小便实其大便"，说起来也应是"指桑骂槐"也。

诸君知道，当代伤寒大家刘渡舟先生在讲《伤寒论》第一百五十九条时，曾批此条云："兼论治利四法。"何谓"治利四法"？且来读经文：

伤寒，服汤药，下利不止，心下痞鞕。服泻心汤已，复以他药下之，利不止。医以理中与之，利益甚。理中者，理中焦，此利在下焦，赤石脂禹余粮汤主之。复不止者，当利其小便。

分析以上经文，我们不难看出，所谓治利四法，即治下利的四个方剂，一曰泻心汤，二曰理中汤，三曰赤石脂禹余粮汤，最后一方法，为"复不止者，当利其小便"。怎么利小便？五苓散也，也即五苓散乃治下利的第四个方子。

五苓散本为"利小便"之方药，怎么用来治下利？

此，正所谓"指桑骂槐"之策也。诸君知道，若大便溏稀不止，提示水走后阴，如"指桑"而治其小便通利，小便既通，水必走前阴，水走前阴，大便遂不稀也，此诚谓得"骂槐"之实！

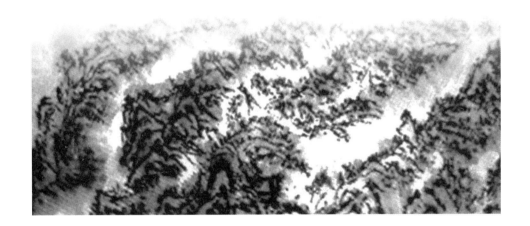

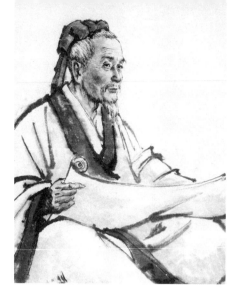

第二十七计｜假痴不癫

《伤寒论》中有一病证，阳明腑实证，其临床的一个症状——发热，在阳明腑实证的病程中之临床表现，细究去，颇有些"假痴不癫"的意味呢。

多年前，鄙人曾写过一首小诗《壁虎》：

隐藏　不等于躲藏

漫长地等待

只为　爆发的辉煌。

想那壁虎，终日不声不响，隐在不为人所知的角落，似乎要被人忽略了去，然一旦时机成熟，它便一跃而出，扑杀虫蛾。壁虎的这一"作风"，颇有些"假痴不癫"，即故意表现懦弱或昏愦，其实暗中积蓄力量，杀人于不防。

话说三国时期，司马懿假病不朝，示老病之态于曹爽，最终诛杀之；清早期，康熙帝以戏闹小儿击杀满洲第一勇士鳌拜，皆是运用假痴不癫之计耳。用此计者，固然能也；破此计者，定然也是高人。

《伤寒论》中有一病证，阳明腑实证，其临床的一个症状——发热，在阳明腑实证的病程中之临床表现，细究去，倒颇有些"假痴不癫"的意味呢。

诸君知道，阳明腑实证共分为三个汤证，即热盛与燥结时的调胃承气汤证，燥实热或明显或不明显的小承气汤证，以及热与实皆盛的大承气汤证。其中，大承气汤证为三证之中最重的一种病证。然而，大承气汤证中的盛热表现却是潮热。潮热者，就是热像潮水一样来来去去，一阵一阵的。按理说，大承气汤证是热与燥实俱盛，但此时"热"却是内敛内收内聚与实相结，即"平常"不咋表现出来，也就是说患者一般不发热，只是在日晡所时发热。其实，它的热是很盛的，可谓是毒热内盛，然而患者表现却是平常不发烧。这一点，就颇有点假痴不癫的意味了。如果遇到庸医，看这个患者平常不发热，也不详细问诊，只见患者主诉有腹满疼、绕脐痛或腹大满不通之症，便定然会用小承气汤泻下了去。倘如此，那就是中了这毒热内盛的"假痴不癫"之计也。然，此时这症得遇的是仲景先师，情况就不大妙哉。且来看，仲景先师将它剖析得多透彻啊！《伤寒论》第二百零八条云：

阳明病，脉迟，虽汗出不恶寒者，其身必重，短气，腹满而喘，有潮热者，此外欲解，可攻里也。手足濈然汗出者，此大便已鞕也，大承气汤主之；若汗多，微发热恶寒者，外未解也，其热不潮，未可与承气汤；若腹大满不通者，可与小承气汤，微和胃气，勿令致大泄下。

大承气汤方

大黄四两，酒洗　厚朴半斤，炙，去皮　枳实五枚，炙　芒硝三合

上四味，以水一斗，先煮二物，取五升，去滓，内大黄，更煮取二升，去滓，内芒硝，更上微火一两沸，分温再服。得下，余勿服。

小承气汤方

大黄四两，酒洗　厚朴二两，炙，去皮　枳实三枚，大者，炙

上三味，以水四升，煮取一升二合，去滓，分温二服。初服汤当更衣，不尔者尽饮之，若更衣者，勿服之。

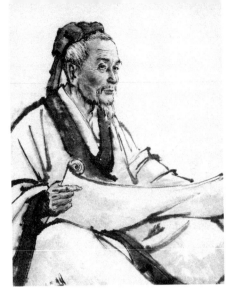

第二十八计 | 上屋抽梯

乌梅丸的遣药组方思路，便是一以食香引蛔出，二断蛔后路，三绝蛔于死地，这"一波三折"之手段不正是"上屋抽梯"之策活灵活现的运用吗？

读过《三国演义》的朋友，想必一定不会忘记如下一个桥段：

荆州先主刘表因偏爱少子刘琦，而刘琦因害怕遭受兄长及后母忌恨，时时处处担心为其所害，内心十分恐惧。于是，公子刘琦多次讨教避祸良策于诸葛，然而孔明总避而不答。一天，刘琦请诸葛到阁楼上饮酒，待二人坐定后，刘琦暗中派人搬走梯子，长揖乞曰："今日上不至天，下不至地，出君之口，入琦之耳，可以赐教矣。"诸葛亮见状，只得对他讲春秋晋国公子重耳"在内必亡，在外而安"的历史。刘琦会意，随即上表请求派往远去江夏任职，从而避开后母，免遭陷害。此，便为"上屋抽梯"典故的由来。

后来，兵家檀道济将其总结为一计策，名上屋抽梯，并曰："假之以便，唆之使前，断其援应，陷之死地。"此计运用之理，便是说敌人受我之唆，犹如贪食抢吃，只怪自己见利而受骗，才陷于死地。古人按语有言："唆者，利使之也。利使之而不先为之便，或犹且不行。故抽梯之局，须先置梯，或示之梯。"什么是唆？以利诱敌也。倘如敌不肯轻易上钩，怎么办呢？置梯也，就是先给甜头，既已登梯上屋，抽梯取之，犹如探囊取物。

昔时韩信战赵王歇，歇有人马二十万，韩信势单力薄，赵王歇根本不将其放在眼中。韩信抽调一部人马埋伏起来，然后亲自领军佯攻赵军。赵军出迎，信摞下武器辎重假败而走。赵军轻信倾城追击。信先前埋伏之人马径攻入赵军空城，遍插汉旗。然后，韩信督兵马背水一战，赵军败走回城，不料，营中汉军冲杀出。赵军腹背受敌，全军覆没。此一战，韩信之所以成功，功在"上屋抽梯"之计也，即一示弱诱敌出城追击，二劫城断其后路，三完败敌军也。

这"上屋抽梯"计，《伤寒论》中也有。比如，第三百三十八条：

伤寒，脉微而厥，至七八日，肤冷，其人躁无暂安时者，此为脏厥，非蛔厥也。蛔厥者，其人当吐蛔。令病者静，而复时烦者，此为脏寒。蛔上入其膈故烦，须臾复止，得食而呕，又烦者，蛔闻食臭出，其人常自吐蛔。蛔厥者，乌梅丸主之。

乌梅丸方

乌梅三百枚　细辛六两　干姜十两　黄连十六两　附子六两，炮，去皮　当归四两　黄檗六两　桂枝六两，去皮　人参六两　蜀椒四两，出汗

上十味，异捣筛，合治之，以苦酒渍乌梅一宿，去核，蒸之五斗米下，饭熟捣成泥，和药令相得，内白中，与蜜，杵二千下，丸如梧桐子大。先食饮服十九，日三服，稍加至二十九。禁生冷、滑物、臭食等。

这一条经文，抛开脏厥与蛔厥之区别不谈，概括起来，主要讲的还有就是蛔厥及其治方乌梅丸也。

患者肚子里有蛔虫了，怎么办？

仲景先师说"蛔闻食臭出"，也就是讲蛔闻到食物的香气就会爬出来的。蛔虫有这样的特点，于是，仲景开方乌梅丸中有熟米饭和蜜。这二物做什么？诱"敌"出洞也。另外，蛔虫有得酸则静、得苦则下、得辛则伏的特性，故方中用乌梅与苦酒（即醋）等酸味药使蛔静，也即打击其"锐力"；用蜀椒、干姜等辛味药入胃，药既已占胃，蛔不得蜷回则伏也，总之是要断蛔之"后路"了，然后又用黄连等苦味药，使蛔下。据刘渡舟先生讲，此方中蜀椒与

细辛又是杀蛔之良药，蛔既闻食臭而出，并以绝后路，然后置死地被逐下也。这乌梅丸的遣药组方思路，便是一以食香引蛔出，二断蛔后路，三绝蛔于死地，这"一波三折"不正是"上屋抽梯"之策活灵活现的运用吗？

注：乌梅丸方义：蛔厥一证，是因胃热肠寒，蛔动不安，甚则使阴阳之气不相顺接所致，治宜温脏安蛔补虚，兼清上热。盖蛔得酸则静，得辛则伏，得苦则下。故方中用乌梅味酸安蛔止痛为君药；以细辛、蜀椒味辛性温驱蛔温脏，干姜、桂枝、附子温脏祛寒，人参、当归补气养血，黄连、黄柏味苦性寒，苦能下蛔，寒清胃热，共为臣药；其中黄柏、黄连之寒性又能防方中诸药温燥伤阴之弊，兼为佐药；蜂蜜为丸，调和诸药为使药。诸药合作，有温脏安蛔、寒热并用、邪正兼顾之功。

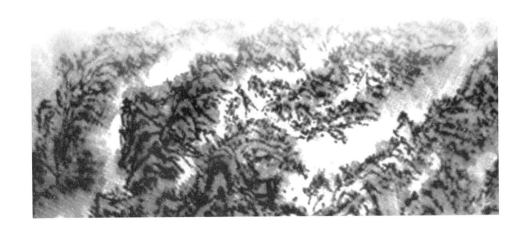

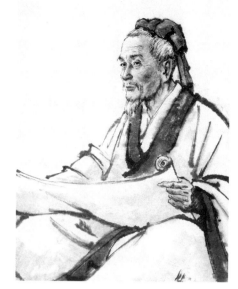

第二十九计 | 树上开花

"树上开花"，就是制造"假象"或者反映出诸多"表象"，一时间让人看不准、吃不透，诱人上当也。太阳蓄水证呈有诸多中焦甚而是上焦表现出来的症状，可谓"树上乱花迷人眼"，然而此证得遇仲景先师"巨眼"，一剂五苓散，便使之得以"外疏内利，表里两解"也。

之前笔者谈了些仲景先师在遣药组方时的"兵法"运用，当然有些兵法计谋是仲景先师之前代的，也有些是东汉之后的，但不论前后，经方里边的"兵家事"还真是颇多。下面，笔者接着谈一个类似于"敌方计谋，我方破解"的医案。具体来说，便是树上开花。

诸君知道，这"树上开花"之计，乃是《三十六计》第二十九计也。

原文讲的是："借局布势，力小势大。鸿渐于陆，其羽可用为仪也。"按我私意，也便就是制造"假象"或者反映出诸多"表象"，一时间让人看不准、吃不透，诱人上当也。最典型的战例，便是《三国演义》之中张飞马尾上系树枝飞扬尘土，疑惑并吓退曹军之事。树上本无花，"开"出花来；张飞原无兵，借飞尘虚其势。此，若以病患论，便为本不是热的却张扬起热相来了，原来不是寒的然现是寒象来了。

然而，这病魔的"树上开花"之"计"，若是遇见仲景先师，必是要"原形毕露"，迷惑不了他的。《伤寒论》第十一条有云："病人身大热，反欲得衣者，热在皮肤，寒在骨髓也；身大寒，反不欲近衣者，寒在皮肤，热在骨髓也。"可谓看得真切！

其实，就某一证候来言，有时呈现的症状也是"五花八门"，若不仔细辨证，往往是会误诊失治的，然纵研《伤寒论》，便会见得出仲景先师实乃破解这些施"树上开花"之"伎俩"的病证之高手也。例如《伤寒论》中关于五苓散证的论述。五苓散证，即太阳蓄水证，在《伤寒论》中与"胃中干"、胃虚停水证、蓄血证，都是详细鉴别，并且对其表现出来的水逆、水痞之症状也各有诊断，读之使人了然不惑也。

第七十一条："太阳病，发汗后，大汗出，胃中干，烦躁不得眠，欲得饮水者，少少与饮之，令胃气和则愈。若脉浮，小便不利，微热消渴者，五苓散主之。"

太阳病，施于汗法后，若大汗出，胃中干，"烦躁不得眠"者，可能会有两个发展方向：其一是"欲得饮水者，少少与饮之"，也就是患者很想喝水，少少地给他点水喝，"令胃气和则愈"。其二是其人"脉浮"，提示表证仍在；"小便不利"，提示热水互结；微热消渴者，必定是得了太阳蓄水证，那就要用五苓散方施治了。这一条，便是将五苓散证与"胃中干"鉴别开来。方法便是，胃中干者，少少与水即愈；蓄水证则是消渴。

第七十二条："发汗已，脉浮数，烦渴者，五苓散主之。"

也就是说，太阳病发汗后，脉浮，提示仍有表证；脉数，是发热；烦渴者，是心烦还口渴。口既渴，为胃中干，若与水则不渴，则愈；不愈，便提示膀胱气化不利，津液不得上承输布，与热互结。"心烦"为何？原因是热水互结，水邪上犯，扰乱心神所致。五苓散主之。

第七十四条："中风发热，六七日不解而烦，有表里证，渴欲饮水，水入则吐者，名曰水逆，五苓散主之。"

大家知道，中风是"发于阳也，七日愈"，然而其人"六七日不解而烦"。为何"烦"？定有里证也。"渴欲饮水，水入则吐者，名曰水逆"，是说其人口渴，然而水入则吐。这是为何？一口渴，可提示其人膀胱腑受邪，气化失司，津液不得上承输布；水液停留下焦，与热互结形成水邪，水邪上犯，胃失和降，口渴欲饮水，遇水则冲，同性相斥，水入则吐。五苓散主之。

第一百五十六条："本以下之，故心下痞，与泻心汤，痞不解，其人渴而口燥烦，小便不利者，五苓散主之。"

太阳病，原本是用了下法，致使邪气内陷，故心下痞。若与泻心汤，痞不解，说明水邪上逆，阻滞中焦气机，导致了"心下痞"，口渴燥烦，小便不利，水热二邪互结下焦无疑，五苓散主之。

第七十三条："伤寒汗出而渴者，五苓散主之；不渴者，茯苓甘草汤主之。"

第一百二十七条："太阳病，小便利者，以饮水多，必心下悸，小便少者，必苦里急也。"

以上两条道出了太阳蓄水证与胃虚停水证的鉴别诊断，即为口渴和小便利否。若口渴，小便不利，为蓄水证；若口不渴，小便利，为胃虚停水证。个中原因，当是胃虚停水证，是水液停留中焦，故而口不渴，小便利；而蓄水证，则因膀胱气化失司，致小便不利，又因津液不得上承输布，造成口渴也。

第一百二十五条："太阳病，身黄，脉沉结，少腹鞕，小便不利者，为无血也。小便自利，其人如狂者，血证谛也，抵当汤主之。"

这一条，提示出太阳蓄水证与太阳蓄血证的鉴别方法为是否小便。若小便利，则为蓄血；若小便不利，则为蓄水，一目了然也。

五苓散方

猪苓十八铢，去皮　泽泻一两六铢　白术十八铢　茯苓十八铢　桂枝半两，去皮

上五味，捣为散，以白饮和服方寸匕，日三服。多饮暖水，汗出愈。如法将息。

　　纵然，太阳蓄水证呈有这诸多中焦甚而是上焦表现出来的症状，可谓"树上乱花迷人眼"，然而此证得遇仲景先师"巨眼"，一剂五苓散，便使之得以"外疏内利，表里两解"也。

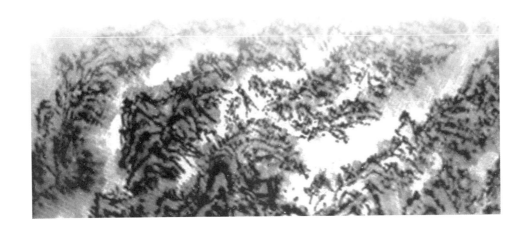

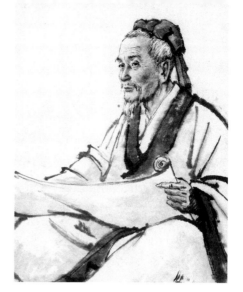

第三十计｜反客为主

《伤寒论》第二十八条，若我们以"反客为主"的兵家思维来看，便很好理解，那便是表证本为主症，因为寒邪重，直击中焦，脾气受损，致脾阳虚，起初这脾阳虚本为客，只因或势猛或日久做大，"反客为主"，成为主症。

《伤寒论》有一条经方，为历代医家争论不休。

这，便是第二十八条，经方全文如下：

服桂枝汤，或下之，仍头项强痛，翕翕发热，无汗，心下满，微痛，小便不利者，桂枝去桂加茯苓白术汤主之。

桂枝去桂加茯苓白术汤方

芍药三两　甘草二两，炙　生姜三两，切　白术　茯苓各三两　大枣十二枚，擘

上六味，以水八升，煮取三升，去滓，温服一升。小便利则愈。本云：桂枝汤，今去桂枝加茯苓、白术。

医界历代前贤争论的焦点为，此方是去"桂"还是去"芍药"。其大致有两派意见，谨以当代伤寒大家来讲，便是刘渡舟派与胡希恕派。

胡希恕接受了清医家吴谦的观点。胡老在讲《伤寒论》时有说："这个桂枝去桂呀，这个桂也可疑，在《医宗金鉴》它改芍药了，我认为这是对的。因为它这个表还不解嘛，你把桂枝去了，拿什么解表？所以应该桂枝去芍药，我们经常用也是桂枝去芍药。我认为《医宗金鉴》还是对的，这个书错字有的是。"

刘渡舟则遵循柯韵伯、陈修园的观点，并深以为唐容川深得此方之妙。刘老在讲《伤寒论》时说："方后注说'小便利则愈'，说明本方的作用不是发汗，而是通利小便，无须桂枝走表以解肌，故当去之。"

当然，还有第三派，即成无己的模棱两可派，不着意去说去桂枝还是芍药，只讲桂枝汤加茯苓白术为宜。

为什么会有如此争论？

细按无非是表证与"小便不利"的问题。胡派重在表证，要解表，便留桂枝去芍药；刘派重在利小便，不以解表为要，便去桂枝存芍药。如果依胡派来言，那仲景先师去桂枝不对，至少是《伤寒论》版本中去桂枝不对，所以胡老得出，"这个书错字有的是"之结论。"吾爱吾师，吾更爱真理"，何况鄙人也没亲炙胡老函丈，所以鄙人更有胆放言，当然不敢苟同。然，若以刘老注为准，细究其详解，又似有不大通之意。不大通之处，便在于小便不利与表证关系之问题。上边笔者说了，刘老深以为唐容川得此方之精妙。

那么，我们看唐容川是如何讲的——

"五苓散是太阳之气不外达，故用桂枝，以宣太阳之气，气外达则水自下行，而小便利矣。此方是太阳之水不下行，故去桂枝，重加苓术，以行太阳之水，水下行，则气自外达，而头痛发热等证，自然解散。无汗者，必微汗而愈矣。然则五苓散重在桂枝发汗，发汗即所以利水也；此方重在苓术以利水，利水即所以发汗也。实知水能化气，气能行水之故，所以左宜右有。"

试分析唐注，其讲五苓散证，自是解得真切明了，无须赘言，但解起此方中小便不利与表证的关系上竟是不大通，至少是让读者我辈有疑惑。

比如"此方是太阳之水不下行",何谓太阳之水?依文意来推,当属太阳经腑之水了。"重加苓术"?若以药性归经来言,二药一除中焦之水邪,二也可除下焦水邪,而除下焦水邪,则又回归到五苓散证上了;如果不是五苓散证,便必是去中焦之水邪。那么问题就来了——既然是除中焦之水邪,为何还要说太阳之水?再何况,白术之药,重在健脾。此处"小便不利",与太阳何干?

诸君还须读经文——

"头项强痛,翕翕发热,无汗",这,当是表证无疑。因为无汗,可断为伤寒,寒气较重也,那就完全可以"寒邪直中脾胃"。中焦既中寒邪,脾气受邪失运化,脾主升清,清气不升,窝于心下,"心下满微痛"。为何"痛"?《内经》有云,"气伤痛,形伤肿"也。痛,也就反证明了脾气受伤损。那么,为何后边会有"小便不利者"?说清这原因,便须有点兵家思维了。

《三十六计》第三十计为反客为主。

原文曰:"为人驱使者为奴,为人尊处者为客,不能立足者为暂客,能立足者为久客,客久而不能主事者为贱客,能主事则可渐握机要,而为主矣。"

结合以上经文来解读"反客为主",便就是,表证本为主症,因为寒邪重,直击中焦,脾气受损,致脾阳虚,起初这脾阳虚本为客,只因或势猛或日久做大,"反客为主",成为主症。诸君知道,水液入内,须分三层次遴选:其一脾;其二小肠;其三肾。若以高中生升大学来论,一本、二本、三本,依次选拔。一本选优生;二本选好生;三本选及格生。水液入胃,先经脾气运化,优质水液直升到肺,浸润筋脉;不太优质的,入小肠,小肠有分清泌浊的功能,将清水吸收,浊水进入下循环;到肾,肾将有用的水即及格的水重吸收,将无用的垃圾之水排出。再言中医之脾,有部分小肠功能。今脾阳虚,优质水也不能很好地升清,分清泌浊,势必存留下来,小便自然不利。脾阳虚水停证,此时已经"反客为主",头痛发热等表证哪怕仍在,除掉"主",脾阳不虚,阳气必然外达,反为"客"的表证也自然一举亡之!

是故方中尽可去掉解表之桂枝。因为，此处此时因表证直击引起的客证，已升级为主证，桂枝解表无用是一，再者解表出汗更伤阳气，反不利于病除。那么，为何不去芍药？一因芍药本为养肝血，必主疏泄，畅三焦，利降水；二因芍药缓急解痉治其痛，还利于舒缓因寒邪直中的脾，使其不被湿滞也。

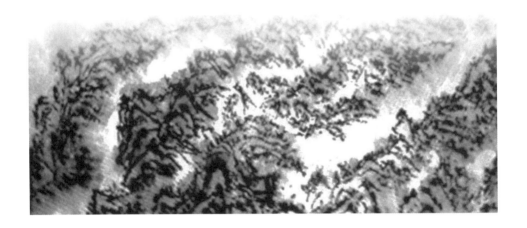

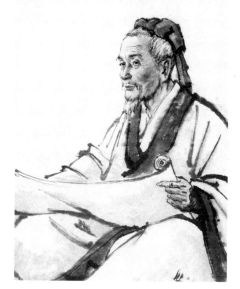

第三十一计 | 美人计

遥想汉献帝时，董卓专权，吕布骁勇，然而王司徒只献上一美女貂蝉，便解决问题，天下称快。在《伤寒论》中，张仲景也善用此策也，不信么？且听笔者道来——

常言道，英雄难过美人关。

遥想大汉献帝之时，董卓专权，群臣恐惧，吕布骁勇，天下无敌，然而王司徒只献上一美女貂蝉，其间浸润调拨，便使得这一对义父子反目，最终吕奉先戟刺董贼，天下称快。此，正所谓世间名闻的"美人计"也。

美人计，本是《三十六计》败战之第一计，原意便是当敌方兵强将智之时，不妨贡献一"美人"，或丧其志，或间其隙，以破敌患矣！当然，此计非单兵家所惯用，医家也尝试之。《伤寒论》记载有一病，属阳明燥证之一，后世医家之所以称其为"津亏燥结证"者，其治法所传递的文化内涵，细思量，便很是有些"美人计"的意思。

诸君知道，所谓阳明病者，依其病源来讲，可分为正阳阳明、太阳阳明与少阳阳明；依其证候来言，可分气分病与血分病，血分病即阳明蓄血证，而气分病则据燥与实之关系可分为胃家实证、脾约证及津亏便结证也。燥实互结，便为胃家实证；胃热炽盛，脾有阴虚则为脾约之证；津液亏损，大便硬结，此为津亏便结证也。胃家实证，又依据热与实邪之势区别分为热盛的调胃承气汤证、实结者的小承气汤证和热与实互结皆盛的大承气汤证；脾约证治以麻子仁丸，其中苟药养脾之阴血，底方小承气汤驱逐实邪，麻子仁、杏仁润肠也；而津亏便结，只是因为周身津液损亏，致使大便硬结不得下，此时无盛热不可用承气汤，又无脾阴虚不得用麻子仁丸，那么大便堵在谷道之中排不下，患者难受，怎么办？

且来看《伤寒论》原文第二百三十三条：

阳明病，自汗出，若发汗，小便自利者，此为津液内竭，虽鞭不可攻之，当须自欲大便，宜蜜煎导而通之，若土瓜根及大猪胆汁，皆可为导。

还是先来分析之。"阳明病，法多汗。"此处仲景提笔就道，"阳明病，自汗出"可谓应有之意。"若发汗，小便自利者，此为津液内竭"，如果再用发汗法，前已自汗出，又用汗法，汗上加汗，患者津液必损，今又"小便自利"，不停解小便，又出汗又发汗又不停小便，患者体内津液必然枯竭了，津液既竭，大便必硬结，"虽鞭不可攻之"，虽然此时大便硬但也不可用攻法。何也？前头，笔者也挑明过，此处大便硬结并没有里热炽盛，非阳明燥证也，故不可用承气汤以攻下。大便硬结在肛门处，"气势很凶"，堵得人很痛苦，又不可用攻下法将大便攻之，难不成要将人憋死？！非也，非也，仲景先师用"美人计"啦，诸君来看："当须自欲大便，宜蜜煎导而通之。"此即是，当患者万般痛苦想拉又拉不出，欲排也排不出时，用"蜜"导而通之。蜜者，蜂蜜，其作用便是"瓦解"硬结的大便，使其散结。蜂蜜本身甜腻，无他药之毒性，在众药之中，特别是与大黄、芒硝这些药物来比，真可以"美人"作喻，在此仲景先师也正是利用蜂蜜这一"美人"，导进去，使本来"抱成团儿"的大便散结稀释而通之。

蜜煎导方

食蜜七合

　　上一味，于铜器内，微火煎，当须凝如饴状，搅之勿令焦着，欲可丸。并手捻作挺，令头锐，大如指，长二寸许，当热时急作，冷则鞭。以内谷道中，以手急抱，欲大便时乃去之。

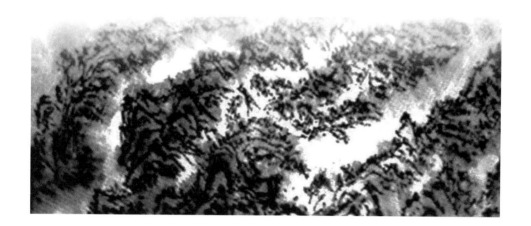

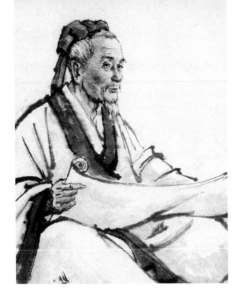

第三十二计｜空城计

空城计运用于兵事上，多为时势危急，不得已采取的"心理战术"。此策在医家可有否？当然有的，只不过我们不能拘泥地来看此计，而要"诗意"地去看待，比如中医所谓"饥饿疗法"，即是"空城计"也。

空城计，最早见于《左传·庄公二十八年》。

据载，楚国令尹子元以兵车六百乘伐郑，兵临郑都城下，众将见郑都内城闸门大开，议论了一阵后撤退。罗贯中《三国演义》更是将诸葛孔明运用此计描写得满纸生动："魏兵到时……孔明乃披鹤氅，戴纶巾，手摇羽扇，引二小童携琴一张，于城上敌楼前，凭栏而坐，焚香操琴，高声昂曲。"总之，空城计运用于兵事上，多为时势危急，不得已采取的"心理战术"。此策在医家可有否？当然有的，只不过我们不能拘泥地来看此计，而要"诗意"地去看待，比如中医所谓"饥饿疗法"，即是"空城计"也。

《红楼梦》中就有说，贾母见家下人病了，就告诉家人饿一下，病就好了。这饿一饿，不吃饭，空腹以应邪气，以消退邪气的做法，就有"空城计"之意味。还例如，道家人所讲之"辟谷"，一段时间内不吃五谷，对身体机能进行调节，以祛病强体，也是"空城计"的应有之意。

那么，在《伤寒论》中对此有论述么？答案是肯定的。

且来看《伤寒论》第十二条桂枝汤方后注，服过桂枝汤后要"禁生冷、黏滑、肉面、五辛、酒酪、臭恶等物"。从一个层面来讲，就是要少吃。在《伤寒论》中还有"劳复食复"一说，更是讲大病之后少吃禁食的。比如，第三百九十八条云："病人脉已解，而日暮微烦，以病新差，人强与谷，脾胃气尚弱，不能消谷，故令微烦，损谷则愈。"患者的脉象已平，说明病已痊愈了，然而日暮微烦者，是因为患者家属让患者吃了食物，此时脾胃之气尚为虚弱，不能很好消化，饮食滞留，就会微热发烦。这时，不吃饭，空腹，病就会好。以上诸条文，不论一些饮食的禁忌也罢，病愈后损谷少吃也罢，皆是言让患者体内"阴阳自和，津液自和"以恢复其正气，从而做到抵邪于外，强身健体。

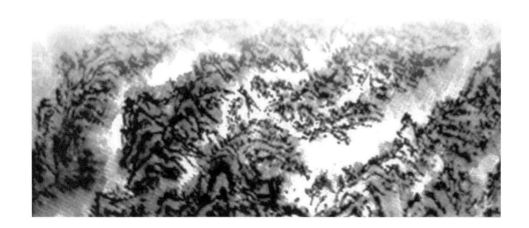

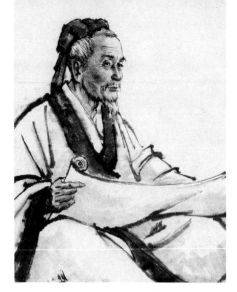

第三十三计｜反间计

在黄连汤这张方子中，张仲景搁上"桂枝"三两，何者？反间计也！

《孙子兵法》有云："故三军之事，莫亲于间，赏莫厚于间，事莫密于间。非圣智不能用间，非仁义不能使间，非微妙不能得间之实。微哉！微哉！无所不用间也。"其论述足可见"间"之重要性。

何谓"间"？今之兵家常将"间"解之为"间谍"，不能说是不对，只是失之偏颇也。何者？且看《说文解字》："间，隙也，从门从月。"徐错注曰："夫门夜闭，闭而见月光，是有间隙也。"是故，笔者以为孙子之所言"间"者，应为善于打开壁垒，交通阴阳，沟通内外，联结上下，协调诸方，各方接受，游走善行者。

孙子说"非圣智不能用间，非仁义不能使间，非微妙不能得间之实"，也就是说，间之所用，非常人所习惯，独妙手偶得之。在兵，唯孙子；在医，仲景也。不是么？且看仲景《伤寒论》第一百七十三条：

伤寒胸中有热，胃中有邪气，腹中痛，欲呕吐者，黄连汤主之。

试分析此条经文，其人是伤寒，"胸中有热，胃中有邪气，腹中痛，欲呕吐者"，刘渡舟先生解此条经文时，特别强调两个"有"字，说"有"字道明这热与邪本是原有的，并非是伤寒误下之后所致脾胃受损而致，与心下痞之脾胃虚，二者来路不同，即病因、病机相异。其学生郝万山讲，"胸"乃指上，"胃"所言下，结合后边"腹中痛，欲呕吐"，可知此处上下，上指胃，下道脾也。其理由则是"脾主大腹"，今"腹中痛"便是脾虚寒，寒主痛也；"欲呕吐"就是胃热，胃热邪上逆则欲呕吐。

古代医家则是何解呢？笔者不揣引来（吴谦《医宗金鉴·卷五·辨少阳病脉证并治全篇》）：

> 伤寒胸中有热，胃中有邪气，腹中痛，欲呕吐者，黄连汤主之。
>
> 〔注〕
>
> 伤寒未解，欲呕吐者，胸中有热邪上逆也。腹中痛者，胃中有寒邪内攻也。此热邪在胸，寒邪在胃，阴阳之气不和，失其升降之常，故用黄连汤，寒温互用，甘苦并施，以调理阴阳而和解之也。然此属外因，上下寒热之邪，故有如是之证；若内因杂病，呕吐而腹痛者，多因宿食。由此推之，外因、内因证同而情异概可知矣。
>
> 〔集注〕
>
> 程知曰：阴邪在腹，则阳不得入而和阴，为腹痛；阳邪在上，则阴不得入而和阳，为欲呕逆。
>
> 汪琥曰：尚论篇，皆以风寒二邪，分阴阳寒热，殊不知风之初来未必非寒，寒之既入亦能化热，不可拘也。
>
> 郑重光曰：此热邪中于上焦，寒邪中于下焦，阴阳不相入，失其上下升降之常也。

综上可知，此条经文道的是，其人上热下寒，即胃中有热邪侵犯，脾中虚寒，上边想吐，下边腹痛，阴阳失调，升降失常，寒热错杂之证。

怎么治？仲景开方，黄连汤方。

黄连汤方

黄连三两　甘草三两，炙　干姜三两　桂枝三两，去皮　人参二两

半夏半升，洗　大枣十二枚，擘

上七味，以水一斗，煮取六升，去滓，温服，昼三夜二。

来看这方子的药物组成，黄连清热半夏治呕，二者连用可消胃中邪气；甘草、干姜连用可补脾气治脾虚寒；人参、大枣则补脾胃气血。热去呕除，寒消痛止，中焦又补，药用到此，一般医者可以谓组方完成了，然而仲景先师却于此方添一味"桂枝"三两。何也？"微哉！微哉！无所不用间也。"微妙啊，微妙啊，无处不善用打开壁垒，交通阴阳，沟通内外，联结上下，协调诸方，各方接受，游走善行者——桂枝也！刘渡舟先生批云："桂枝有温通作用，温通上下，温通内外；同时它还有理气的作用。"郝万山先生云，桂枝此处作用为"交通上下，协调寒热"。难道不是么？桂枝本性温，善行气，温阳通脉。胃中热邪，寒苦药黄连治之，脾中虚寒，辛热药干姜治之，若加性温善通之桂枝，热病寒药、寒病热药极易结合，以祛除病患；同时，胃中热，即上边热，脾里寒，即下边寒，上热下寒，阴阳失调，若加一味桂枝，极宜协调阴阳，沟通下上之阳气也。

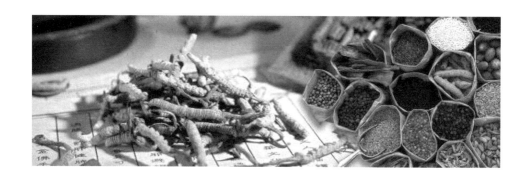

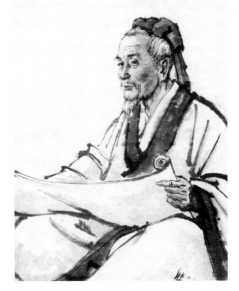

第三十四计｜苦肉计

苦肉之计，按笔者的理解，还应包括为了整体利益可以牺牲局部，以换来最后胜利。从这一层意义上来讲，西医手术之割胃切肝等，便是活生生的苦肉之计。其实在中医治术上，也有类似于苦肉之计耳。

苦肉计，乃《三十六计》之一计。

想那三国之时，周瑜打了黄盖，黄盖伤残骗过曹操，诈降成功，火烧了曹军八十三万兵马，便是苦肉计也。苦肉之计，按我的理解，还应包括为了整体利益可以牺牲局部，以换来最后胜利。从这一层意义上来讲，西医手术之割胃切肝等，便是活生生的苦肉之计。其实在中医治术上，也有类似于苦肉之计耳。

比如《伤寒论》第一百一十七条云：

烧针令其汗，针处被寒，核起而赤者，必发奔豚。气从少腹上冲心者，灸其核上各一壮，与桂枝加桂汤，更加桂二两也。

诸君知道，这本是一个奔豚病也。

何为奔豚病？即有一股气从少腹往上冲心，有时甚至达到咽喉部，发作之时，人有濒死感，十分恐惧。据当代伤寒大家刘渡舟先生云，此病因有二,一是受惊,二是受寒。"怒则气上,喜则气缓,悲则气消,恐则气下,惊则气乱",今患者受惊,惊则气乱,气乱则神摇,神摇则六神无主,心属火,镇守万物,心气散乱,下焦肾气不受镇抑必上冲,故成奔豚;若受寒,外寒勾结内寒,寒气过大,心气镇伏不住,也会诱发奔豚。这一条,即是针处受寒所致的奔豚病。

细想此处,若依兵法苦肉计来讲,则是共用了前后两次:其一,烧针令其汗;其二,灸其核上各一壮。不过第一次此计败,导致后病,即奔豚证发。为什么会这样说呢?因为,众所周知,中医所谓烧针,即是将针烧得通红通红的,用这样通红的针去刺穴位令患者出汗,这本身就有点苦肉计的意思。不是么?为了治病好,拿烧红的针来刺,虽说不是太痛,也是够吓人的。然而,这个患者算不幸,遇到了庸医,挨了烧针病没好,还诱发了奔豚之证。怎么办?仲景开方,喝桂枝加桂汤,不过在喝汤药之时,还要在其核上各灸一壮。这各灸一壮,也应是苦肉之计。为何?因为痛呀,痛苦呀,患者本来因为烧针眼处被寒而导致红肿,现又要在红肿的针眼处烧艾一壮,那当然痛。可是为了,使寒邪不在此针处内侵,故必要受点皮肉之苦了。

桂枝加桂汤方

桂枝五两,去皮 芍药三两 生姜三两,切 甘草二两,炙 大枣十二枚,擘

上五味,以水七升,煮取三升,去滓,温服一升。本云:桂枝汤,今加桂满五两。所以加桂者,以泄奔豚气也。

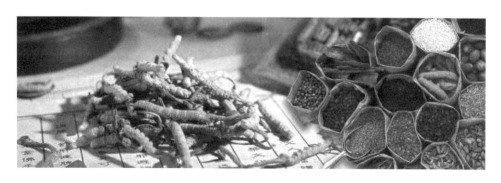

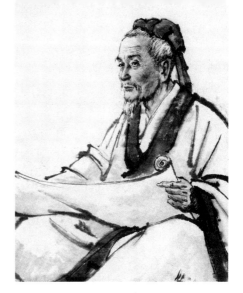

第三十五计｜连环计

《伤寒论》第二百零九条，时不时便透露些连环计的思想来。

昔兵家言战事，遇兵多将良，不可与敌者，必杀其势，逐步击破之。

此计，当为《三十六计》之败战名计之一，连环计也。连环计云："在师中吉，承天宠也。"师者，六十四卦之一，上坤下坎，地水之象也。地下有水，水必涌动，主兵事。其九二爻辞有"在师中，吉，无咎"，说的是主帅身在军中指挥，吉利。"承天宠也"，（吉利）如得到上天的宠爱一般。以此象理，若主帅居军中巧妙运用此计，环环相扣，分化制敌，就会如同得到上天宠爱一般幸运。

其计之核心，便是"师居军中"，知己知彼，分析战势；其用法，便是依战情敌势使相应对策，一计累敌，一计攻敌，两计扣用，克敌制胜。向"庞统使曹操战舰勾连，而后纵火焚之，使不得脱"，即连环计也。凤雏先生连环计之所以成，应为前计"勾连战舰"成功，后计"纵火焚之"跟进，才得以破曹。倘若前计不成，后计不得使，此为应有之变理也。连环计这一兵策的文化内涵若运用于医事上，定然也是一样不俗的疗法。

比如《伤寒论》中，也时不时便透露些连环计的思想来。

　　还是举例论之。第二百零九条有云："阳明病，潮热，大便微鞕者，可与大承气汤，不鞕者，不可与之。若不大便六七日，恐有燥屎，欲知之法，少与小承气汤。汤入腹中，转矢气者，此有燥屎也，乃可攻之；若不转矢气者，此但初头鞕，后必溏，不可攻之，攻之必胀满不能食也。欲饮水者，与水则哕。其后发热者，必大便复鞕而少也，以小承气汤和之。不转矢气者，慎不可攻也。"

　　其中的"若不大便六七日，恐有燥屎，欲知之法，少与小承气汤。汤入腹中，转矢气者，此有燥屎也，乃可攻之"，这，便是连环之计也。阳明病，不大便已经六七日了，病势不轻了，怎么破它？六七日不大便，首先想到的便是攻下之法。此时，正如曹军屯驻江岸，大兵压境，孙吴联军首先想的是火烧之。然而，如果谷道之中并非燥屎，只是"初头鞕，后必溏"，也即在肛门处有点硬，后边的全是溏便。这，显然是脾阴虚所致，不得用下法的。这，也正如曹水军战舰没得勾连一片，放火烧来，一船既着，余舰必惊，惹动曹军必不得取胜，故此处此时不可用火攻法。孙吴联军想用火攻，凤雏之"勾连战舰"计必得先成，此为投石问路，若曹操中计，火烧之。若操不中计呢，纵火之计当然不可取。仲景在此时此处治病，也是如此，"欲知之法，少与小承气汤"，即是想使用攻下之法破不大便六七日之阳明病，又摸不确敌情，也就是谷道之内是否燥屎硬结，于是先派小承气去试验之。此时，小承气的作用有些类似于凤雏先生之角色，只不过凤雏是献计让舰勾结，"小承气"是探谷道之中燥屎是否已勾结。若勾结，连环计策另一计便推出，乃可攻下之。赤壁之战，连环之策成，孙刘联军大胜已成历史定局，摆在历史书上了。仲景先师在《伤寒论》中讲此策之医理，却是更深更透的。"若不转矢气者，此但初头鞕，后必溏，不可攻之"，也就是先用了小承气去探验之后，谷道之中，原不转气，也就是没有起反应，即有些像凤雏进曹营没得重视一般，那后边还能用火攻吗？当然不能。此处，仲景先生也提示，"不可攻之"。

　　笔者在此谈连环计策与《伤寒论》之第二百零九条经文，想说的是，二者在文化内涵上有共通之处。同时，也想道明的是，若想将中华传统中医悟通悟透，离不开中华传统文化。只有将中医放置于中华文化之中，才可知其味，食其精，悟到精粹处，得到真精神，那些试图以西方医学理论来解释或以西方现代所谓科学手段去破解中医之行为，无异于缘木求鱼，盲人摸象也。

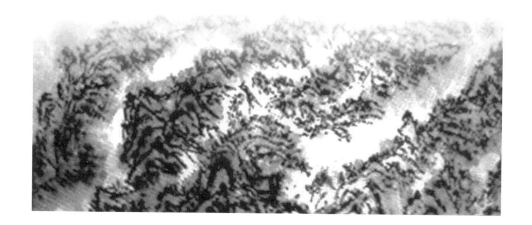

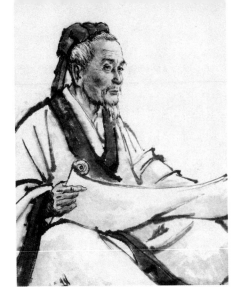

第三十六计｜走为上计

"走为上计"，单从字面上来讲，应用于中医养生之道，也可谓"散步""慢跑"为养生之上上策，不是么？老中医有言，"管住您的嘴，动起您的腿"，便可一生无疾病之患也。"走为上计"，"跑"起来吧您呐！

《三十六计》最后一计——走。

走，即"逃跑""避开"之意，总之，是不与对方发生正面冲突为要。走为上计，乃最高之策也。《道德经》有言："善胜敌者，不与。""不与"，即不争。《内经》有云："虚邪贼风，避之有时，恬淡虚无，真气从之，精神内守，病安从来。"全师避敌，休养生息，恬淡静心，以养天年，应为善将良医者必备之智慧。这种不与敌方邪气发生正面冲突的思想，若单以中医言，便为"治未病"。也就是，平时注重身心保健，而不受邪气干扰，以免滋生病疾。《内经》："上工治未病，不治已病，此之谓也。"

我们还是来看张仲景的"治未病"思想。

《金匮要略》有"若人能养慎，不令邪风干忤经络……更能无犯王法、禽兽灾伤，房室勿令竭乏，服食节其冷、热、苦、酸、辛、甘，不遗形体有衰，病则无由入其腠理"，"若五脏元真通畅，人即安和"。这些论述，均说明仲景先师十分重视防患于未然，更重养生防病的行医之道。

在《伤寒论》自序中，仲景开篇写出："当今居世之士……但竞逐荣势，企踵权豪，孜孜汲汲，惟名利是务，崇饰其末，忽弃其本，华其外而悴其内。皮之不存，毛将安附焉？卒然遭邪风之气，婴非常之疾，患及祸至，而方震栗，降志屈节，钦望巫祝，告穷归天，束手受败。赍百年之寿命，持至贵之重器，委付凡医，恣其所措。咄嗟呜呼！厥身已毙，神明消灭，变为异物，幽潜重泉，徒为啼泣。痛夫！举世昏迷，莫能觉悟，不惜其命，若是轻生，彼何荣势之云哉？而进不能爱人知人，退不能爱身知己，遇灾值祸，身居厄地，蒙蒙昧昧，蠢若游魂。哀乎！趋世之士，驰竞浮华，不固根本，忘躯徇物，危若冰谷，至于是也！"这一段痛心疾首的话，不正是作者呼吁世人要着重自我保健，免受疾病之痛的告诫吗？

同时"走为上计"，单从字面上来讲，应用于中医养生之道，也可谓"散步""慢跑"为养生之上上策，不是么？老中医有言，"管住您的嘴，动起您的腿"，便可一生无疾病之患也。"走为上计"，"跑"起来吧您呐！

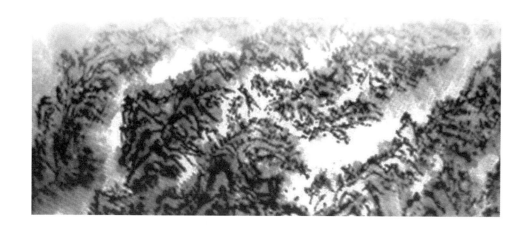

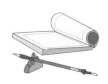

第二辑
经方中的"孙子兵法"

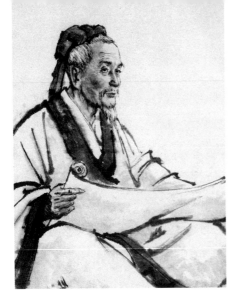

始计篇 | 第一

《孙子兵法》中，其择"将"之道，正是张仲景之择药用药之道也！详情请看——

晨读《孙子兵法》，见其中《始计篇》有云："将听吾计，用之必胜，留之；将不听吾计，用之必败，去之。"所谓"吾计"，便是我的谋略、我的思维也。这一"将"，你首先得听我的招呼，我用你的特长，你得给我及时发挥出来；不用的特点，你得给我收敛一下，这样的话，才可以保证胜利，就留用；否则，必败，去之也。兵家用将如此，医家用药何尝不也如此耶。医家遣药组方，最得考虑这些药都什么性、是何味，是不是对症口，如果这药符合了医家的组方思维，就会被选用，否则就弃之不用。这，是组织方剂最起码的要求。高明的医生有时也会如笔者上边之所言，会择用同一味药的不同性味。别的咱就不举作例子，因上边兵法言中有了一个"将"字，笔者就拿中药大黄来说明吧。

众所周知，大黄这一味药，被药家李当之《药录》称为"将军"。为何？因其性大寒，味苦。苦味，能泻下攻积；大寒之性，清热泻火之力峻也。仲景先师就十分善用"将军"这味药，仲景用"将军"性味之灵活，一个原则，便也如上边之兵法所言——听我计者，留之；不听我计者，去之。也就是说，符合我的组方要求的性或味，我留用；否则，弃之不用。大黄性寒，味苦。比如在承气汤、抵当汤等等方子中，皆有大黄，主要是取其味，用苦味泻下，而其寒凉之性，因为煮药时间久，就有所消减。同样是这一味"将军"（大黄），在别处时，仲景则是只择其寒凉性，而弃之苦味不用的。不是么？且来看，《伤寒论》第一百五十四条：

心下痞，按之濡，其脉关上浮者，大黄黄连泻心汤主之。

这是一个心下痞证。

诸君知道，痞有水火二种。水痞，则是膀胱蓄水证，五苓散主之。这条经文中之"心下痞"是何痞？切其脉象"关上浮"，既是浮脉，定不是水痞，因水痞脉沉。浮脉主何？当然是一主表证，二主有热。有热之浮脉，据郝万山先生讲，当是"轻取即得，重按则滑数"；据刘渡舟先生讲，此处浮脉不可拘紧了看，应当作阳脉来论，即阳性脉，包括大、浮、数、动、滑等，这些阳脉皆主热象。因为关上有浮脉，说明胃中有热，那么此"心下痞"当为"热痞"。

来看仲景先师开出的方子：

大黄黄连泻心汤方

大黄二两　黄连一两

上二味，以麻沸汤二升渍之，须臾，绞去滓，分温再服。

上边说了，大黄这味药主要功效为泻下攻积和清热泻火，对照病证，显然仲景选用此药是取其性寒，用之"清热"。然而，大黄这位"将军"还有"泻下攻积"之功能，怎么办？先贤兵家孙子曰："将听吾计，用之必胜，留之；将不听吾计，用之必败，去之。"那么要舍大黄不用吗？当然也不现实，因为大黄毕竟清热作用好，再说也是仲景一"爱将"，如何舍得！怎么办？且来看仲景师妙法——"以麻沸汤二升渍之"！也就是说将大黄用滚开的热水浸泡，而不去煮。大家知道，大黄性寒、味苦，今仲景先师只用开水将大黄泡一泡，是只取寒凉气，而舍苦味不用，此正可谓只"取其寒凉之气,以清中焦之无形热邪,薄其苦泄之味,以防直下肠胃"。

这种用药的思维,正是应了上述兵法之所言也!

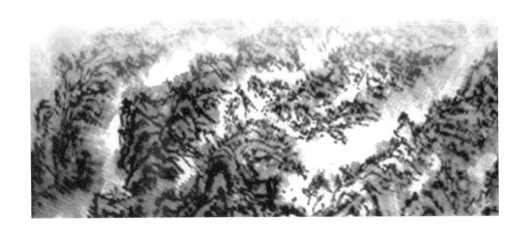

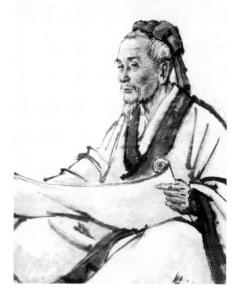

始计篇 | 第二

《孙子兵法》有云："势者，因利而制权也。"中医辨证施治的原则与方法，其核心思想，皆可谓"因利而制权也"。

《孙子兵法》有云："势者，因利而制权也。"

其即是造成好的态势，须根据最有利的情况而制订权变之对策。这一兵法思想，在中医中被广泛吸纳运用。因为大家知道，中医之特色便是个性化治疗，更是讲究"因时、因地、因人"之不同而诊治方法相异的"三因制宜"。这些辨证施治的原则与方法，其核心思想，皆为"因利而制权也。"

那么在《伤寒论》中，存有"因利而制权"这样的兵家思维吗？当然有，可以说六经辨证皆为因利制权也。当然，我们还是特别举例说明之。笔者随手捻来以下三条——

首先看《伤寒论》第六十七条：

伤寒，若吐若下后，心下逆满，气上冲胸，起则头眩，脉沉紧，发汗则动经，身为振振摇者，茯苓桂枝白术甘草汤主之。

这一条，论治的是水气病，也就是伤寒因为误治以后，伤了心脾阳气，致使心脾皆虚，心阳虚不能镇水，脾阳虚不能拦水，使下焦之水邪趁虚上犯，过胸，直冲咽喉。这样水病的施治方子，仲景有给出，为茯苓桂枝白术甘草汤。

茯苓桂枝白术甘草汤方

茯苓四两　桂枝三两，去皮　白术　甘草炙，各二两

上四味，以水六升，煮取三升，去滓，分温三服。

然后看《伤寒论》第七十一条：

太阳病，发汗后，大汗出，胃中干，烦躁不得眠，欲得饮水者，少少与饮之，令胃气和则愈。若脉浮，小便不利，微热消渴者，五苓散主之。

这一条两意虽皆为"水病"，却是治法迥异。我们还是从分析条文入手：太阳病经发汗，由于出汗多，伤了津液，致使胃中干，"烦躁不得眠"是为何？因为津液损，胃中必燥，燥热上扰心神，致心烦不得眠。这时，就出现两个层次：一是少少饮些水，胃气和病愈；二是其人脉浮，膀胱阳气受损，膀胱气化不足，津液无法上布致口渴，膀胱气化不利，致小便不利，张仲景给方：

五苓散方

猪苓十八铢，去皮　泽泻一两六铢　白术十八铢　茯苓十八铢　桂枝半两，去皮

上五味，捣为散，以白饮和服方寸匕，日三服。多饮暖水，汗出愈。如法将息。

接着再来看《伤寒论》第七十三条：

伤寒汗出而渴者，五苓散主之；不渴者，茯苓甘草汤主之。

这一条前半段还是五苓散证，病机上边我们已分析过；后半段，是伤寒发汗伤了胃阳，水停胃中，故而不渴，怎么治？仲景开方：

茯苓甘草汤方

茯苓二两　桂枝二两，去皮　甘草一两，炙　生姜三两，切

上四味，以水四升，煮取二升，去滓，分温三服。

以上三条，从广义来言，皆为水病，都是因水邪致病了，所不同之处在于：

一，第六十七条，是心脾阳虚导致的水邪上逆之水气病。因为水气病是心脾阳虚致，便以茯苓、白术健脾降水，以桂枝、甘草温心阳。

二，第七十一条分两层意思：其一为津液损伤，胃气不和，少饮水，胃气和则愈；其二为膀胱阳气受损，膀胱气化不利，造成膀胱蓄水证。因为膀胱蓄水证为外有表邪，内有下焦水邪，治以五苓散方，以外去表邪，内除下焦之水邪。

三，第七十三条也分两层意思：其一为膀胱阳气受损，膀胱气化不利，造成膀胱蓄水证，以五苓散治之；其二为胃阳受损，水停胃中，致使胃脘停水证，治以茯苓甘草汤。这一首方子比之苓桂术甘汤之不同，在于前者用生姜，后者用白术。原因就在于，前者是心脾阳虚，是故用白术健脾降水；后者为胃脘停水，用生姜和胃去水。

同样是水病，仲景根据其病因病机与症状之不同，因"心脾阳虚"致水病的治以苓桂术甘汤；而胃中干燥之水病，又因其渴与不渴的情况不同，分别采取"少与饮水"或"茯苓甘草汤"治之。特别是，我们分析其用药，"苓桂术甘汤"与"茯苓甘草汤"（即苓桂姜甘汤），发现二方子只有一味中药相异——前者方用白术，后者方用生姜，只一药之变，而疗治却是大相径庭！仲景这用药之机心，方子之恰切，便是《孙子兵法》中之所言"因利而制权也"。

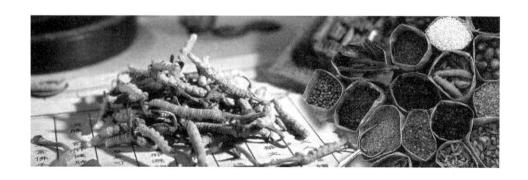

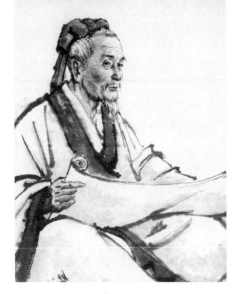

作战篇｜第一

《孙子兵法》有云："善用兵者，役不再籍，粮不三载，取用于国，因粮于敌，故军食可足也。"一代医圣张仲景更是时时处处强调、注意、讲究"保胃气，存津液"固护人体之正气，可以说，正是孙子兵法之体现也。

《孙子兵法》有云："善用兵者，役不再籍，粮不三载，取用于国，因粮于敌，故军食可足也。"意思便是，善于用兵者，兵士与粮草皆不大用本国的，而是取用于敌国之中，则军食可足以制敌。这其实是说打战不要虚耗本国本土利益，所需给养要在战争之中取得。此理，若用于医道，便是在驱逐邪气施治病证之时，应处处不伤正气，养营敛阴，达到抗邪祛病而自身正气不受大的损害。这，其实广义而言，应该就是中医治病的一大特色。中医治病，立足于人；西医治病，着眼于病。西医治病，就是利用一切手段将"病"消除；而中医治病，其根本是调理身体阴阳，比如针灸，很大程度就是调动自身气血阴阳畅通和合，从而达到病治之目的。

一代医圣张仲景，在"观其脉证，随证治之"的过程中，更是时时处处强调、注意、讲究"保胃气，存津液"，"固护人体之阳气"，非"特殊危急"断不做"劳兵袭远"，"杀敌一万，自损八千"的事体。我们还是简单举例说明之——

《伤寒论》第三十一条：

太阳病，项背强几几，无汗恶风，葛根汤主之。

若研读此条经文之同时，我们再来看第十四条经文：

太阳病，项背强几几，反汗出恶风者，桂枝加葛根汤主之。

我们会发现在症状上，有以下几处相同处——

1. 同为太阳病。

2. 同有项背强几几。

3. 同有恶风。

同时，也有一处不同处：

第三十一条，是无汗。由此可知，此处太阳病，为伤寒。

第十四条，反汗出。由此可知，此处太阳病，为中风。

依据以上异同，我们可以辨知：第十四条为中风导致的项背强几几；第三十一条为伤寒导致的项背强几几。然后，我们再来看仲景先师分别开出的方子。先看第十四条之方子，桂枝加葛根汤。此方何谓？经后有方，云：

桂枝加葛根汤方

葛根四两　桂枝二两，去皮　芍药二两　生姜三两，切　甘草二两，炙　大枣十二枚，擘　麻黄三两，去节

分析此方药物组成，可知此方乃"葛根 + 桂枝汤"。然后，我们再回看经文，其中有"反汗出"，用桂枝汤，可谓方症对应，十分妥帖。大家知道，桂枝汤的特点就是"养正力大，祛邪力弱"。何以知之？仲景《伤寒论》第十二条桂枝汤方后剂服法有"服已须臾，歠热稀粥一升余，以助药力，温覆令一时许"，即服桂枝汤后要喝热稀粥，同时还要盖被子一时许，以助药力。以此可知，桂枝发汗力小；再从桂枝汤中用芍药、大枣、生姜与甘草看，芍草同用，收敛营阴，姜枣共使，补气益血，由此可知此方滋养正气的力量甚大。是故曰，桂枝汤养正力大，发汗祛邪力小。此处"项背强几几"，便只要加一味葛根。葛根为葛花之根，即紫藤之根，紫藤攀绕腾拔，升津液拔阳气，这味药用此处，功用大略有三：一曰助桂枝发表；二曰舒

筋通络；三曰升津液。

此方正应了以上那句兵法的妙理，即固护自身正气不损，于驱邪达表之中，养营敛阴化升津液，从而更好地舒通筋络，疗治"项背强几几"。注意，此"强几几"应为河南南阳一带方言"强八八"之传抄误。

然后，我们再来看第三十一条的经后方。

因前番，第十四条之"反汗出"，仲景开出"葛根 + 桂枝汤"方，今观第三十一条之"无汗"，那么是否就该用"葛根 + 麻黄汤"了吗？要说，按常理用药来言，汗出用了桂枝汤，无汗当用麻黄汤无错也。但，看仲景先师用方——

葛根汤方

葛根四两　麻黄三两，去节　桂枝二两，去皮　生姜三两，切　甘草二两，炙　芍药二两　大枣十二枚，擘

分析此方药物组成，可知是"葛根 + 麻黄 + 桂枝汤"。原来仲景先师没用"葛根 + 麻黄汤"，反而用了"葛根 + 麻黄 + 桂枝汤"，也就是说，还是以"桂枝汤"为底方。何也？麻黄汤发汗力太强，容易耗伤阳气，损失正本；而桂枝汤则是养正力大，于驱邪达表之间，滋养气血，补益正气。此，也正是"役不再籍，粮不三载，取用于国，因粮于敌"，"善用兵者"的应有之意。

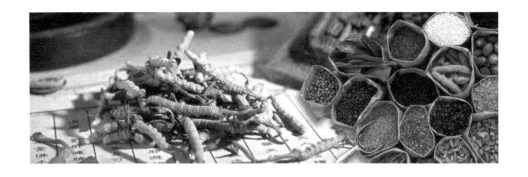

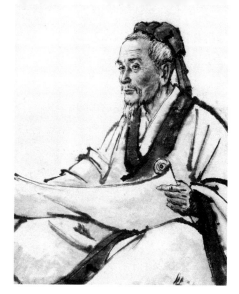

作战篇｜第二

《孙子兵法》有云："兵贵胜，不贵久。"张仲景在治疗肾阳虚或心阳虚之证时，皆是依据此兵法之精神而遣药组方并制订服药之方法也。

《孙子兵法》有云："兵贵胜，不贵久。"

一般情势之下，带兵打仗还是速战速决好。倘若战争拖延太久，往往弊大于利。孙子对此还有以下论述："夫兵久而国利者，未之有也。故不尽知用兵之害者，则不能尽知用兵之利也。"

众所周知，第二次世界大战初期，希特勒凭借"闪电战"，所向披靡，横扫当时欧洲，取得了不菲战绩。然当德军入侵苏联后，因故战时拉长。长期争战消耗了德国国力，终致战事逆转，希特勒完败。这就是反映"兵贵胜，不贵久"兵法思想的典型战例。还有一例是三国时期，官渡战后，袁绍败死，绍有两个儿子熙、尚逃到乌桓，与当地少数民族部落联结，不断侵扰北境。曹操想斩草除根，一举歼灭之，于是，引领大军掩杀。然因军队阵势盛大，进军相当迟缓，眼看就要贻误战机。郭嘉提议，兵贵神速，宜留辎重，轻兵出击。操从其计，大获全胜，北部边疆从此安定。以上二则战例，皆说明"兵贵胜，不贵久"矣。

一代医圣仲景先师当然也了知这一兵家计，并将其运用于医道，取得成效。难道不是么？且来看《伤寒论》第六十一条：

下之后，复发汗，昼日烦躁不得眠，夜而安静，不呕不渴，无表证，脉沉微，身无大热者，干姜附子汤主之。

明眼人一看便知，此乃肾阳虚之证也。

为何？因为仲景先师在此运用了"排除法"，将三阳之烦躁并栀子豉汤之烦躁如数排除，以切脉得脉象"脉沉微"得出此证是少阴阳气虚衰，阴寒独盛之证也。诸君知道，三阳病皆有烦躁，"不汗出而烦躁者"大青龙汤主之，"蒸蒸发热"而烦躁者阳明病也，"心烦喜呕"者少阳病也。而以上条文之烦躁则是不呕，即非少阳病；不渴，即非阳明病；无表证，则提示没有太阳病；"夜而安静"则说明也非栀子豉汤之"虚烦"——因为虚烦者，不会夜来安静。那么此证为何？"脉沉微"，沉脉主阴证，脉微主阳虚，再结合"夜而安静"说明阴邪重阳气虚，弱阳在白天可以借助天阳勉强与盛阴相争，争而起躁烦。注意，此处"烦躁"当为躁烦，躁者乱也，患者有躁乱反应。当夜晚来临，天阳消退，弱阳无助，便无力与盛阴相争，故尔安静。

综上，此为肾阳虚之证也。

怎么治？"兵贵胜，不贵久"，快速急救少阴阳气于亡逸也！

且来看仲景用方：

干姜附子汤方

干姜一两　附子一枚，生用，去皮，切八片

上二味，以水三升，煮取一升，去滓，顿服。

胡希恕老在批此条云："干姜、附子这两味药，古人也说附子不得干姜不足建其热。附子偏于治下，比如下利呀偏于用附子，全是温里的药。要是呕吐呢常用干姜，所以干姜温上。那么这两个药搁在一起，就是彻上彻下，所以里头真正有阴寒非这样不可，他是把这两个药放在一起，而且量非常重，是顿服，就一剂，这量就很重了，比四逆汤都重。"刘渡舟老批此方时说：这方里若加上甘草便是四逆汤，今不加甘草，提示不用甘缓，而是急救少阴之阳气也。从以上二位经方大家的分析可知，此处用干姜附子汤（并且用的是生附子，生附子力量更大），只有二味热药，还要顿服也就是一次吃下，其意义正如郭嘉之建议曹操兵贵神速，宜放下辎重，轻兵出击也。

这样的例子，在《伤寒论》中还有很多，笔者随手捻来以下一条：

第六十四条：

发汗过多，其人叉手自冒心，心下悸，欲得按者，桂枝甘草汤主之。

这一条是心阳虚证，为急救心阳，仲景先师开方：

桂枝甘草汤方

桂枝四两，去皮　甘草二两，炙

上二味，以水三升，煮取一升，去滓，顿服。

以大剂量桂枝温通心阳，配以甘草补中，还是一次顿服，其药理也合"兵贵胜，不贵久"之兵家意也。

方有执批此条曰：汗多则伤血，血伤则心虚，心虚则动惕而悸，故叉手自冒，而欲得人按也。桂枝走表，敛液宅心，能固疏漫之表。甘草和里，补中益气，能调不足之中。合二物以为方，盖敛阴补阳之法也。

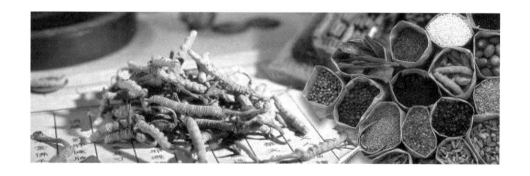

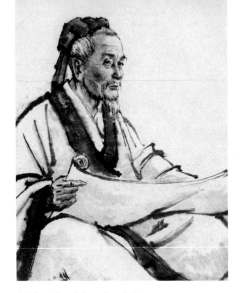

谋攻篇｜第一

《孙子兵法》有言："善用兵者，屈人之兵而非战也。"那么，作为一个中医师，对待人之疾病，能否做到"屈人之兵而非战"，也即不用针灸医药而使疾病痊愈呢？且来看仲景先师的教导——

"善用兵者，屈人之兵而非战也。"

这是《孙子兵法·谋攻篇》里的一句话，其意是说，善于作战的将领，不用去争战而能让敌人屈服。这也正是国人俗言"大丈夫让人爱不如让人敬，让人敬不如让人服"，特别是让敌对方屈服，一直以来，非但兵家，也是一切仁人志士所追求的处世境界。那么作为一个中医师，对待人之疾病，能否做到"屈人之兵而非战"，也即不用针灸医药而使疾病痊愈呢？且来看仲景先师的教导。

仲景先师很重视"屈人之兵而非战"。

他在《金匮要略》一书中就告诫同行"上工治未病"，也即好的医生是以教人预防疾病为第一要务的。仲景这一预防为主的思想，就是兵家之不战而屈人之兵。纵观《伤寒论》一书，作者仲景更是就"屈人之兵而非战"这一高超用医思路，提供了相应医案。笔者不揣粗略归纳出来以下两种情况。

一是其人得了太阳病时，或中风或伤寒，好的医生并不非要着急为患者治疗，而是密切看护、观察，使太阳病邪不往下传，从而让疾病自愈。这，也即为"屈人之兵而非战"之一个层面的意义。在此，我们还是举《伤寒论》中相关条文如第七条："病有发热恶寒者，发于阳也；无热恶寒者，发于阴也。发于阳，七日愈；发于阴，六日愈。以阳数七，阴数六故也。"这一条，总括了太阳病，或中风或伤寒的自愈周期——发于阳者，即中风，七日可以自愈；发于阴者，即伤寒，六日可以自愈。若作为一个中医生了解并懂得此理，当问诊的患者经诊断为或中风或伤寒的太阳病，素体也并不差，这时，我们就可以依据仲景先生所教导的"经验"，等其病程结束而自愈。假若太阳病患者，或中风或伤寒，在自然病程将要结束时病未好，并且"颇欲吐，若躁烦""脉数急者"，疾病又往下传变了，怎么办？仲景先师说："若欲作再经者，针足阳明，使经不传则愈。"当然还有一种情况是"风家"，即平素常很容易中风的人，若这一次得了中风感冒，中风自然病程七日已尽，病仍未向好。这是为何呢？《伤寒论》第十条云："风家，表解而不了了者，十二日愈。"也就是说，此时也不要太着急去救治，而是要观察护理，若病不向他经传变，则十二日便可自愈。以上这些《伤寒论》中的条文，是仲景先生告诉我们，太阳病有自愈的可能，若注意使其病不传他经，则可以让患者依靠自身免疫之力，使疾病好转。这正是"善用兵者，屈人之兵而非战也"。

二是若一个患者经过发汗吐下等法治疗后，大病已去，余邪未尽之时，"上工"对之也该是"非战而屈人之兵"。《伤寒论》中相关条文如下：

第五十八条："凡病，若发汗，若吐，若下，若亡血，亡津液，阴阳自和者，必自愈。"这一条便是告诫中医师们，当遇到一个经过诊治，大病已除，余邪未尽，"若亡血"即身体虚弱，"亡津液"就是胃气有些不合的患者，此时，大可不必急开药组方去医治，而应使其"阴阳自和"，患者体内阴阳之气调和，其病便可自愈也。

还比如第五十九条有云："大下之后，复发汗，小便不利者，亡津液故也。勿治之，得小便利，必自愈。"这一条是说患者以前看过医生，该医生为之用了大下之法，后来又复用汗法，所得之疾病基本好了，唯有小便不通，这是因为以前救治过程中伤了患者津液所致，怎么办？仲景先师道"勿治之"，也就是不要去着急治疗，"非战而屈人之兵"，等到患者小便利，这病就好了。

综合以上仲景治病之思路的具体条文分析，我们完全可以有理由说，张仲景就是"屈人之兵而非战"的一个"善用兵者"！

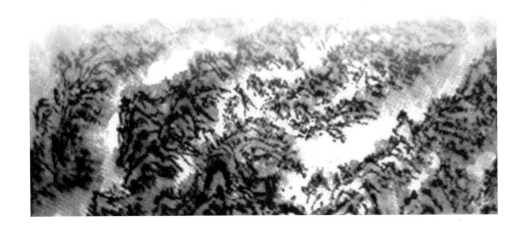

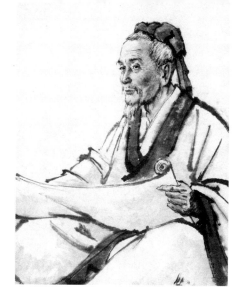

谋攻篇 | 第二

《孙子兵法》有云："知彼知己，百战不殆。"那么，作为一个高明的中医师，当然也应要一方面对自己经常使用的中药或穴道之主治功用等有一个全面了解，另一方面还要对病证之病因病机有精准之分析与把握，这样治起病来，才会对症选药，对证用方，做到游刃有余，手到病除。

《孙子兵法》有云："知彼知己，百战不殆。"

其意思是说，一个好的将领既要了解自己的军队，又要掌握敌方军情，做到敌我双方情况了然于胸，这样打起仗来才能百战而无有危险。那么，作为一个高明的中医师，当然也应要一方面对自己经常使用的中药或穴道之主治功用等有一个全面了解，另一方面还要对病证之病因病机有精准之分析与把握，这样治起病来，才会对症选药，对证用方，做到游刃有余，手到病除。

下边我们来看在《伤寒论》中，仲景先师是如何做到"知彼知己"的，从而又是如何"调兵遣将"，医治病证的。还是举例说明，请看如下条文——

第七十六条：

发汗吐下后，虚烦不得眠，若剧者，必反复颠倒，心中懊侬，栀子豉汤主之。若少气者，栀子甘草豉汤主之；若呕者，栀子生姜豉汤主之。

这本是太阳病，发汗吐下误治之后，太阳寒邪入胸，入里化热，成一番热邪，却胸无实邪与之勾结，只得郁留胸膈，搅扰心神致心烦。何谓"虚烦"？虚者，无实也，也即胸无痰饮、瘀血之实邪，此热邪在胸膈无依托，游走无助，轻则扰心使心烦，剧者必"反复颠倒，心中懊侬"，也就是热邪重，人转辗不宁，心中十分懊侬不安，此为热邪在胸中"搞破坏"的第一层次。此时，仲景先师用方：

栀子豉汤方

栀子十四个，擘　香豉四合，绵裹

上二味，以水四升，先煮栀子得二升半，内豉，煮取一升半，去滓，分为二服，温进一服。得吐者，止后服。

仲景用栀子清胸中余热，以香豉上宣邪气也。《神农本草经》有"栀子：味苦，寒。主五内邪气，胃中热气。"香豉经中虽无，但此药可除浊热。栀子与香豉共享，其妙处正如清代黄元御所著《长沙药解》所云："《伤寒》栀子香豉汤方在栀子。用之治伤寒汗下后，烦热，胸中窒者。土湿胃逆，浊瘀凝塞，香豉扫浊瘀而开凝塞也。治伤寒汗吐下后，虚烦不得眠，剧则反复颠倒，心中懊侬者，以腐败壅塞，浊气熏冲，香豉涌腐败而清宫城也。"

第二层次：热邪比上边更重。《内经》有云"少火生气，壮火食气"，今热更盛为壮火，必然"食气"，即伤气耗气，使人气不足。怎么办？仲景先师开方：

栀子甘草豉汤方

栀子十四个，擘　甘草二两，炙　香豉四合，绵裹

上三味，以水四升，先煮栀子、甘草取二升半，内豉，煮取一升半，去滓，分二服，温进一服。得吐者，止后服。

这方子，也就是栀子豉汤加甘草，因为气少，须补气，故加一味甘草也。为何用甘草来补气？一来甘草可以调和栀子与香豉二味苦寒药，使之

不要太苦寒伤脾胃；二来补益脾气。又因为甘草补气性缓，也就是慢慢地来补气，其势并不峻猛。若补气过烈，比如人参，"气之余"则为火，生火又壮热邪势。仲景在此用甘草，而弃人参之不用，可见其"知彼知己"用心之精细也。

第三层次：热邪弥漫扰胃，致呕，即"若呕者"。仲景开方：

栀子生姜豉汤方

栀子十四个，擘　生姜五两，切　香豉四合，绵裹

上三味，以水四升，先煮栀子、生姜取二升半，内豉，煮取一升半，去滓，分二服，温进一服。得吐者，止后服。

此方，也就是栀子豉汤加生姜。诸君知道，生姜乃治呕之"圣药"，方中选用生姜五两，可谓贴切也。

以上一条，为热邪郁扰胸膈之栀子豉汤证，仲景根据不同病势病情，做到"知彼知己"，遣药组方精当严谨，备受后世医家的认可与推崇。

方有执曰：虚烦不得眠者，大邪乍退，正气暴虚，余热闷乱，胃中不和也。剧，极也。反复颠倒，心中懊憹者，胸膈壅滞，不得舒快也。所以用栀子豉汤，高者因而越之之法也。

程应旄曰：发汗，若吐，若下，或胸中窒，或虚烦不得眠，或反复颠倒，心中懊憹，皆属三法后，遗热壅遏在上，客于心胸，是以扰乱不宁也。并非汗不出之烦躁，大青龙无所用，诸法亦无所用，唯宜以栀子豉汤主之。盖栀子气味轻越，合以香豉能化浊为清，但使涌去客邪，则气升液化，而郁闷得舒矣。

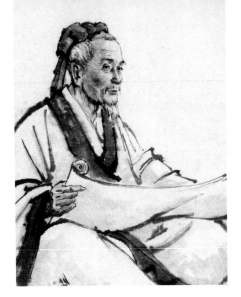

军形篇 | 第一

《孙子兵法》有言："昔之善战者，先为不可胜，以待敌之可胜。不可胜在己，可胜在敌。故善战者，能为不可胜，不能使敌之必可胜。"经方炙甘草汤中选用麻子仁，便是此条兵法思想的生动体现。

《伤寒论》第一百七十七条云：

伤寒，脉结代，心动悸，炙甘草汤主之。

炙甘草汤方

甘草四两，炙　生姜三两，切　人参二两　生地黄一斤　桂枝三两，去皮　阿胶二两　麦门冬半斤，去心　麻仁半升　大枣三十枚，擘

上九味，以清酒七升，水八升，先煮八味，取三升，去滓，内胶烊消尽，温服一升，日三服。一名复脉汤。

以上经方，是气血双补，治疗脉结代，心动悸的惯常方子。

方中生地黄、阿胶、麦冬，皆是性寒滋阴养血之药，生地黄补肾，阿胶可补肝，麦冬可补肺阴及心阴；人参入脾经，可益气也可养血；桂枝、生姜可通脉温阳；甘草既可调和诸药，也可补心脾之气；大枣可补气养血；而麻子仁功用之最好处是用于通便。前番说了，此为气血阴阳双补，治脉

结代，心动悸之心律失常的一张方子。

麻子仁在此何用？

《孙子兵法·军形篇》有言："昔之善战者，先为不可胜，以待敌之可胜。不可胜在己，可胜在敌。故善战者，能为不可胜，不能使敌之必可胜。"一言以蔽之，便是善于打仗的人，就要先防范最易被敌人所战胜的地方，以使敌方不能战胜，而这防范措施在我方，战胜敌人往往取决于敌方是否强大，所以善战者，能及早制订防范措施，不能使敌人战胜我方。大家知道，心脑病的患者，最忌大便干结。若大便干结，排便不畅，用力排便之时，极易导致心脏负担过重而使病情严重或猝死。仲景在此用上一味麻子仁，真真可谓"未雨绸缪，防患未然"也。

另外诸君请看方后煎服法，"以清酒七升，水八升，先煮八味"。

为何用"清酒"煮药？首先，"清酒"者何？据《周礼·天官·酒正》有云，酒有三：一曰事酒，二曰白酒，三曰清酒。所谓"清酒"，即是一种比较清纯的米酒。这种酒，活血通络，且能行药滞。然后再来看方中诸药，生地黄、麦冬与阿胶皆为滋阴滋腻之品，服后极易腻膈伤胃，以清酒煮药，可除滋去腻。仲景用方如此，可谓瞻前顾后，攻守有据。

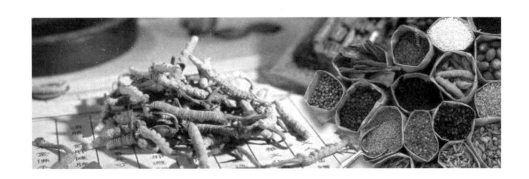

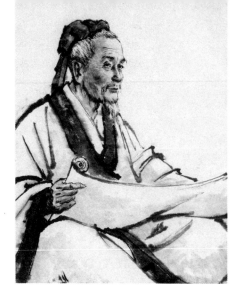

兵势篇｜第一

《孙子兵法》有云："凡战者，以正合，以奇胜。"《伤寒论》中也有这样的用"兵"之法，那便是白虎加人参汤之药物择用也。

《孙子兵法》有云："凡战者，以正合，以奇胜。"

其中之"正"，当解为正面部队；"奇"，为奇兵。那么此句意当为，凡是善战的，要以正面部队抗衡，以奇兵来制胜。

三国时期，曹袁大战，相持于官渡，双方用井阑（箭塔）、霹雳车（投石车）、地道战诸法打了很久，各有损伤，战争一时处于胶着状态。此时曹操用了许攸之计，轻兵奇袭乌巢，烧其辎重，结果大胜。何也？以正合，以奇胜也。

《伤寒论》中，也有这样的"战例"。

这，就是白虎加人参汤的适应证也。诸君想必尽知，白虎汤证的四大症状为大热、大汗、大渴、脉洪大是也。也就是说，此白虎汤乃为治阳明经热在中焦之证候。阳明经热在中焦，胃热弥散，全身发热，内外充斥，此时的里热是很盛的，倘若遇到此"敌"，治以白虎，如果双方僵持不下，也就是说病并不能除，即大烦渴等诸症不解，怎么办？须加一味人参三两也。这一味人参，就类似于"奇兵"，作用是益津补气，在用石膏、知母大剂量清热之同时，补益因热盛而损耗的津气，从而使病证除。

下边，我们择取其中条目解读，以进一步深悟领会——

《伤寒论》第一百六十八条："伤寒若吐若下后，七八日不解，热结在里，表里俱热，时时恶风，大渴，舌上干燥而烦，欲饮水数升者，白虎加人参汤主之。"

其人伤寒，如果用了吐法下法，七八天病不能除，此为"热结在里"。据刘渡舟《伤寒论讲稿》云，此处的"结"字，当不应作"凝结"讲，当应为"集结"，即病邪已集结阳明，这是由于吐下之后，胃中津液受损，"邪之所凑，其气必虚"，在表的热邪就趁势集结在里。"里"是相对于"表"来言，即已由太阳表传入并集结在阳明之里了。此时，虽热邪在里，但并没与阳明之里的燥屎相结，故热气还能达于外，致"表里俱热"。综上，可知热邪已结在阳明，但并没与燥屎相结，故并非阳明实证而属阳明热证也。"时时恶风"为何？一是"阳明病，法多汗"，汗出必使肌腠疏松，不禁风袭；二是热盛必耗气，气受损伤则阳气不能固表，因而怕风。注意，此处便提示此证已不纯属白虎汤证，因为其已"时时恶风"，怕风寒，说明阳气已伤了；又因汗多伤津，阴必致损，白虎证之外又有了气阴两伤，即耗气伤津也。"大渴，舌上干燥而烦，欲饮水数升者"，是说明患者有大渴之症状。为何会大渴？因为热邪集结阳明，热伤津液，内有所缺，外必有所求，所以患者渴。"欲饮水数升者"提示患者喝水很多。为什么喝水这么多，并不能解渴？这是因为，一热盛伤津，致口渴；二热盛同时也伤气，气伤不能化津，水入胃中不能形成解渴之津，故饮水不解。这，又提示此证已在白虎汤证之上又多了一层证候，气津两伤也。因此，治以白虎汤加人参也。此方的意义，就是以白虎汤"正面"清阳明之盛热，以一味人参三两作"奇兵"补气生津，致病患除！

再比如，《伤寒论》第一百六十九条："伤寒无大热，口燥渴，心烦，背微恶寒者，白虎加人参汤主之。"这一条，是接上条而来的，是说其人已经上条诊断为阳明热证，然而他"无大热"。无大热者，为何？因为阳明病多汗，汗出多，肌表热邪必顺汗倾出，此时肌表触诊似乎并不大热，但里热还是很盛的，"口燥渴，心烦"，还见白虎汤证。只是他"背微恶寒者"，背者，表阳也；微恶寒，说明表阳气不固所以微怕风寒。为什么？里热盛伤气了，气被伤，阳气必然不能有效地固护于表，背又属阳，必最先招致不固，故而微恶风寒。若此时再以白虎汤清热，必与病证处于胶着状态，因为虽有白虎汤清热之际间接化生的津液，但由于他"气阴已伤"，入口之水必不能有效地生津，大渴之症必不能除矣！倘加一味人参，益气补津，"以奇胜"也！

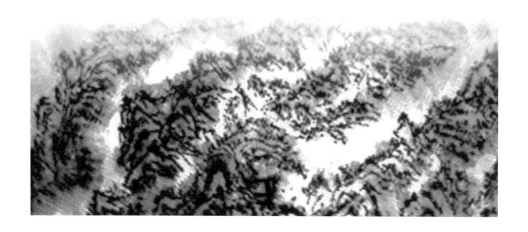

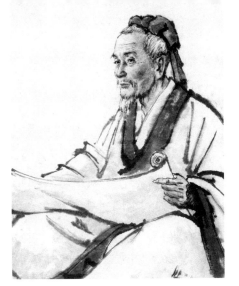

兵势篇 | 第二

《孙子兵法》有云："纷纷纭纭，斗乱而不可乱；浑浑沌沌，形圆而不可败。"临证时，张仲景就是这样神闲气定的"大将"也。

《孙子兵法》有云："纷纷纭纭，斗乱而不可乱；浑浑沌沌，形圆而不可败。"

其意思是说，旌旗人马纷纭扰乱之即，解决乱局而指挥不可乱；浑沌迷离之时，要保持队形的规整就不会败。也就是说，在乱局时处理乱事时不可乱了阵脚；分辨不清时，要保持理性冷静的思路就不会失败。

《伤寒论》第二十一条：

太阳病，下之后，脉促胸满者，桂枝去芍药汤主之。

这条经文，显示出的病机就有些乱。"太阳病"是说其人或是伤寒或是中风。"下之后"，为何会有"下法"？说明其人有里证。"脉促"者何？程应旄曰："有阳盛而见促脉，亦有阳虚而见促脉者，当辨于有力、无力，仍须辨之于外证也。"到底其人是阳盛或是阳虚？我们且来看仲景开出的方子——"桂枝去芍药汤"。如果我们以方测证，其人定然为阳虚。为何？且来看方药组成并分析其方义：

桂枝去芍药汤方

桂枝三两，去皮　甘草二两，炙　生姜三两，切　大枣十二枚，擘

其中药物纯属辛甘化阳之药，并且去掉酸甘敛阴的芍药，可见是为温振胸阳而出的方子。那么，定然是胸中阳气不足之故也。

然后我们再回过头读经文，可知符合这条经文的患者当是得了太阳病，且还有里证。当他找到第一位医生时，那医者误用了下法，造成了逆乱；等他再次找到仲景之时，先生"斗乱"而不乱，"浑沌"而"形圆"，四诊合参，依太阳病并脉促胸满，开出了上边的方子。

今人读这条经文，一不留心，也会陷入是虚是实中：胸满是虚性的虚邪或是实性的结胸？一时也是颇乱。这时，我们就要牢记兵法上有云，"纷纷纭纭，斗乱而不可乱；浑浑沌沌，形圆而不可败"，正确辨证，合理施治。

清代沈明宗解读此条经文曰："误下，扰乱阴阳之气，则脉促，邪入胸膈几成结胸，但结满而未痛耳，故以桂枝汤单提胸膈之邪，使从表解。去芍药者，恶其酸收，引邪内入故也。"

当下医家郝万山说，脉促者，是因下之后，引邪入内还没化热之时，胸阳奋起抗邪，脉促为虚性代偿；胸满者，为邪闭胸中气机所致。桂枝去芍药汤功效即是温振胸阳，祛邪达表。

倘其人得遇的第一位医家能熟谙《孙子兵法》，想必不会乱中出错，致使先师仲景特此一笔引来后者于纷纭浑沌之中辨其脉证吧。

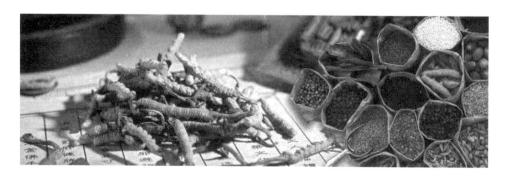

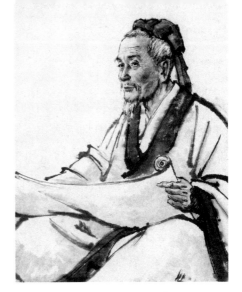

虚实篇｜第一

《孙子兵法》有云："兵无常势，水无常形，能因敌变化而取胜者，谓之神。"《伤寒论》中每一经文，每一个方子无一不是"因敌变化""随证治之"的！

《孙子兵法·虚实篇》有云："兵无常势，水无常形，能因敌变化而取胜者，谓之神。"这，虽是兵家言，然言也为医家事也。不信么？且来看《伤寒论》。偌大一部伤寒，每一经每一方无不是"因敌变化""随证治之"的，别的不谈，且举一证来说明之。

诸君知道，在《伤寒论》阳明病篇中，仲景先师将阳明病分为本证与变证，本证也者，有经证与腑证之别。阳明经证也，又有邪在外与热在里之区分。一，所谓寒邪在外，即阳明胃经循行在头面部受到风寒邪气，"葛根浮长表阳明，缘缘面赤额头疼；发热恶寒身无汗，目痛鼻干卧不宁"，治以麻黄汤或桂枝汤或葛根汤。二，寒邪入里化热，即热邪伤经在里的表现。因为阳明胃经下头面部便入胸腹了，相对于头面部来言，是谓在里，在外感病的病程中，寒邪入里化热，阳明经此时受邪寒已化热，热邪在经，因部位不同，依次分为：①热邪郁胸，热扰胸膈，治以栀子豉汤。②热扰中焦，盛热在里，全身发热，内外充斥。若不是太伤津液，治以白虎汤；若津液已伤，治以白虎加人参汤。③热扰下焦，水热互结，又伤阴液，治以猪苓汤，养阴清热利水。以上为阳明经证，仲景先师法随证立，因证施治，各个不同，正是"因敌变化"而取胜者也。

阳明腑证又有气分及血分之证。

分气证又有胃家实、脾约及津亏便结证，分别治以承气汤、麻子仁丸与蜜煎方（笔者前文论过，此处简略）；而血分证，则是患者素体便有消化系统的出血之症，血瘀于消化道，又与阳明热邪相结，导致血热互结，出现大便干燥、喜忘诸症，仲景供方，以抵当汤主之。这，也从一个方面说明了"兵无常事，水无常形"这句虽为兵家话却是医家事的道理。

阳明证除本证外，还有变证，即阳明湿热发黄证。

诸君知道，胃与脾相表里，中医又言，脾胃一膜相连，经脉相互络属。脾主升清，胃主降浊，此为"升降相因"；脾主运化，胃主受纳，此为"纳化相依"；脾运化水湿为湿，胃腐熟水谷为燥，此谓"燥湿相济"，二者可谓息息相关。当阳明热盛，热邪损扰必有二个出路，一为从阳明燥化，二为从太阴湿化。若患者素体脾气虚，脾阴不足时，阳明盛热之邪极易侵之，热与湿结，形成阳明湿热发黄证。此证有何特点呢？首先便是身目发黄。为何呢？这是因为湿热互结，阻滞中焦气机，气机不畅，影响肝之疏泄功能，肝的疏泄功能受损必然影响胆汁排泄，使胆汁不能正常归入肠道帮助消化，而是逆流入血，漫溢周身，故身黄。其次，因为湿热互结，湿邪受热邪困扰，不得随小便排出，致小便少；同时，热邪也受湿邪所困扰，热不得外越，致身无汗或但头汗出，剂颈而还。为何"但头汗出，身无汗，剂颈而还"呢？这是因为：一，阳明盛热必定伤津，津液受损，津液必少，汗出无源，身无汗；二，头为"诸阳之会"，热邪上蒸，所以热从头越出，故但头汗出；三，热盛伤津，湿热互结津液不化，故患者"渴引水浆"；四，湿热互结，阻滞气机，致腹满；五，湿热互结，湿热郁结于体内，郁热扰心，致心中懊恼。

怎么治？仲景给方：茵陈蒿汤。方药组成有茵陈、栀子与大黄。茵陈为祛黄之圣药，栀子清热，大黄清热之同时，在这里起"推动"之用，类似于将药物激活之功用。因此，大黄这味药应用于整个病程之中。大黄为"将军"，性寒，清热功用了得，但长时期服用易伤脾胃；再者，若患者素体本就胃脾虚弱，又得了阳明湿热发黄证，怎么办？仲景给方：栀子柏皮汤。方药组成为栀子、黄柏皮与甘草。其在去黄清热之同时，以一味甘草温中，因为"甘草甘温，调和诸药，炙则温中，生则泻火"（《龚廷贤著《药性歌括四百味》）。

倘若得了阳明湿热病，患者在病程之中突然得了感冒，怎么办？仲景给方：麻黄连轺赤小豆汤。因连轺这味药现在不通用，故用连翘替代，故又名麻黄连翘赤小豆汤。方药组成为麻黄、杏仁、连翘、桑白皮、赤小豆与大枣。若黄大于湿，可以将桑白皮换成茵陈。

综上所言，仅此阳明病一例，我们就可以看出仲景先师在辨证施治之中的"因敌变化而取胜"的遣药组方思路！

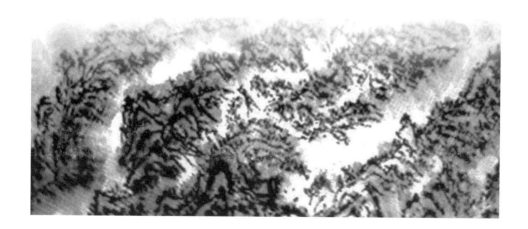

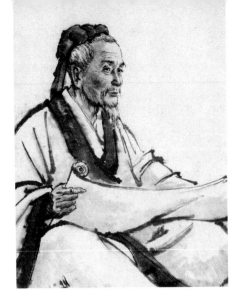

虚实篇｜第二

《孙子兵法》云："能因敌变化而取胜者，谓之神。""故其战胜不复，而应形于无穷。"仲景先师遣药组方，可谓尽得孙子之妙。大家且来看——

《孙子兵法》云："能因敌变化而取胜者，谓之神。""故其战胜不复，而应形于无穷。"仲景先师遣药组方，可谓尽得孙子之妙。笔者不揣谨以《伤寒论》中论"虚烦证"一节，佐以明之。所谓"虚烦证"，即为太阳表证失治误治之后，余热留于胸膈，郁热扰心之证。此证轻者，余热扰心，心烦不得眠；此证重者，反复颠倒，心中懊憹。若热盛成火，则火郁气机，胸中窒；气郁及血，血络不和，心中结痛。因为此证为外邪入里化热，形成热邪之后，没有与胸中有形邪气互结，跟与有形邪气相结的热实结胸证相比，故称为"虚烦证"。

因为"虚烦证"余热邪气所犯之部位不同，导致各种症状，即兵法中所言之"敌变化"不一，仲景先师根据这种种变化，对证用药，组成方子，证有所变，方也随之而变，真可谓"应形于无穷"也。

试看《伤寒论》第七十六条："发汗后，水药不得入口，为逆；若更发汗，必吐下不止。发汗吐下后，虚烦不得眠，若剧者，必反复颠倒，心中懊忱，栀子豉汤主之。若少气者，栀子甘草豉汤主之；若呕者，栀子生姜豉汤主之。"若是虚烦主证，即虚烦不得眠，剧者反复颠倒，心中懊忱，便用栀子豉汤主之。若热郁气机，造成气短，则加补气药甘草；若余热伤胃，造成呕者，则加治呕圣药生姜。

第七十九条："伤寒下后，心烦腹满，卧起不安者，栀子厚朴汤主之。"主证还是虚烦证的症状，只是余热下扰腹部，造成心烦腹满，卧起不宁，便加行气药枳实、厚朴，行气宽中消满。

第八十条："伤寒，医以丸药大下之，身热不去，微烦者，栀子干姜汤主之。"此条中所谓"丸药"，据考证，乃是两汉时期以甘遂或巴豆为主的成药，若以甘遂为主，则为治腹水，若以巴豆为主，则为消寒积，但不管二者为何，总之是下法。因"大下之"，阳气必虚，身热不去，微烦者，便为余热扰心还有脾阳虚，则用栀子去上焦热，生姜补中焦阳气，真可谓招来招往，战胜不复，应形无穷也。

栀子豉汤方

栀子十四个，擘　香豉四合，绵裹

上二味，以水四升，先煮栀子得二升半，内豉，煮取一升半，去滓，分为二服，温进一服。得吐者，止后服。

栀子甘草豉汤方

栀子十四个，擘　甘草二两，炙　香豉四合，绵裹

上三味，以水四升，先煮栀子、甘草取二升半，内豉，煮取一升半，去滓，分二服，温进一服。得吐者，止后服。

栀子生姜豉汤方

栀子十四个，擘　生姜五两，切　香豉四合，绵裹

上三味，以水四升，先煮栀子、生姜取二升半，内豉，煮取一升半，去滓，分二服，温进一服。得吐者，止后服。

栀子厚朴汤方

栀子十四个，擘　厚朴四两，炙，去皮　枳实四枚，水浸，炙令黄

上三味，以水三升半，煮取一升半，去滓，分二服，温进一服。得吐

者，止后服。

　　栀子干姜汤方

　　栀子十四个，擘　干姜二两

　　上二味，以水三升半，煮取一升半，去滓，分二服，温进一服。得吐者，止后服。

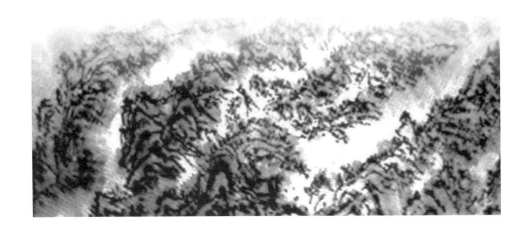

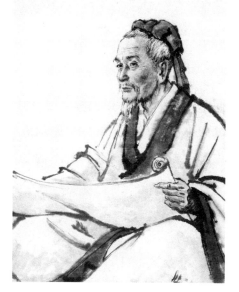

军争篇 | 第一

《孙子兵法》有云："穷寇勿迫，此用兵之法也。"《伤寒论》第五十八条："凡病，若发汗，若吐，若下，若亡血，亡津液，阴阳自和者，必自愈。"可谓以上那条兵法精神之体现也。

《孙子兵法》有云："穷寇勿迫，此用兵之法也。"

在医谈医，鄙人还是来说仲景事。对于孙子之"穷寇勿迫"之用兵法，仲景先师可谓有领会。且来看《伤寒论》第五十八条："凡病，若发汗，若吐，若下，若亡血，亡津液，阴阳自和者，必自愈。"

我们还是从先分析经文入手——因为这一章讲的是太阳病脉证并治法，是故"凡病"，应为凡一切外感病。"若发汗，若吐，若下"，即如果用了汗法、吐法、下法，也就是除将外感病邪已去。"若亡血，亡津液"——如果运用了前边三法，病邪去除的同时，又有了伤阴血、伤津液之后果。伤阴血、伤津液，说明正气受损，是否还要继续用补阴血、补津液的药方来救治？诚如是，那施救的结果就是"阳盛则阴病，阴盛则阳病"，必导致矛盾转移，外感病除，内患即生，致机体败坏。"穷寇勿迫，此用兵之法也。"仲景先师深谙此道，且听他言："阴阳自和者，必自愈。"何谓"阴阳自和"？

便是中病即止，"穷寇勿迫"，切切不可再施于方药，也即停止用药，以让其阴阳自和矣。仲景先生此术之妙，非深谙医道者不可尽知。当然，仲景先师也知道世上之后学有不信之徒，特于后条，即第五十九条，举例再说明——"大下之后，复发汗，小便不利者，亡津液故也。勿治之，得小便利，必自愈。"施用了大下之方药后，又用发汗之方药，此时虽有小便仍不利之"穷寇"，"勿治之"，不要再治啊，不要再去管了，"穷寇勿迫"，等到小便自利，必自愈！

　　——真可谓苦口婆心！

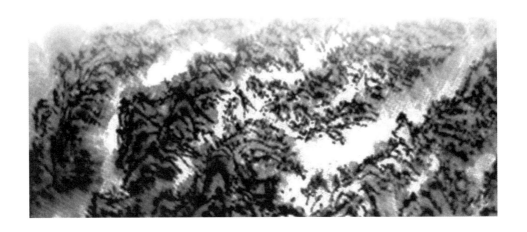

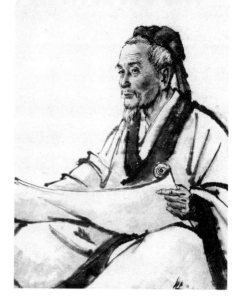

九变篇｜第一

《孙子兵法》有云："故将通于九变之利者，知用兵矣。"张仲景就是这样的大医！

诸君知道，在《伤寒论》中太阳本证共分为两部分，一曰太阳经证，二曰太阳腑证。太阳腑证有二，一曰太阳蓄水，即气分证；二曰太阳蓄血，即血分证。而太阳经证呢？总结来说，大略是以下几个方证——依次为桂枝汤证、麻黄汤证、葛根汤证、大青龙汤证及小青龙汤证；同时，仲景还论述了几个被后代医家称为"小汗方"的方证，一是桂枝麻黄各半汤，二是桂枝二麻黄一汤，三是桂枝二越婢一汤。太阳本证之外，还有许多太阳变证。在治疗诸如太阳本证与太阳变证这一过程中，充分体现了仲景先师的一些兵家"思维"。下边，我们单以太阳变证的治疗原则及其辨证为例，粗略谈之。

还是先看《孙子兵法》："故将通于九变之利者，知用兵矣。"

作为一位大将，若通晓"九变"之利，掌握"九变"之机，则是会用兵的。何谓"九变"？即为"多变"。兵事多变，通其利，识其机，"以不变应万变"，"以万变应万变"，便可于多变之中取胜矣。

医事如兵事，也是变化无穷。

单就太阳变证来言，便已是变化多端，不一而足的，但仲景先师通于变化之利，以不变应万变，条分缕析，使后学者了然不惑。方隅在《医林绳墨》中就曾说："仲景治伤寒，着三百九十七法，一百一十三方，然究其大要，无出乎表里虚实、阴阳寒热八者而已。"王执中《伤寒正脉》亦说："治病八字，虚实阴阳、表里寒热，八字不分，杀人反掌。"

概括来说，仲景先师对太阳变证的辨证施治是"一个原则，八纲分明"。所谓一个原则，便是《伤寒论》第十六条有云："观其脉证，知犯何逆，随证治之。"所谓"八纲分明"，即辨清阴阳、虚实、寒热与表里。下边，我们以这八纲辨证为例，来谈一谈仲景先师是如何教会我们识别病患"九变之机"的——

一，辨阴阳。《伤寒论》第六十条："下之后，复发汗，必振寒，脉微细。所以然者，以内外俱虚故也。"太阳病误用了下法，其人"复发汗"说明阴虚，荣弱汗出故也；"必振寒"，提示阳虚，阳虚则寒也。"脉微细"，脉微主阳虚，脉细主阴虚。所以，仲景先师断其人为"内外俱虚"，即阴阳皆虚也。这句话提示我们，见一个得了太阳病的患者，如果用了下法后，有发汗的，说明其阴虚；有振寒的，说明其阳虚；脉微细的，说明其阴阳俱虚。掌握了以上内容，便也就学会了识别病患所属阴阳之法。

二，辨虚实。《伤寒论》第七十条："发汗后恶寒者，虚故也。不恶寒但热者，实也。"这一句将如何辨虚实说得很清楚，即发汗后怕冷的，此为虚证；不怕冷只发热的，此为实证。

三，辨寒热。《伤寒论》第七条："病有发热恶寒者，发于阳也；无热恶寒者，发于阴也。"阳，热也；阴，寒也。发热恶寒，热证也；无热恶寒，寒证也。同时，在《伤寒论》第十一条："病人身大热，反欲得衣者，热在皮肤，寒在骨髓也；身大寒，反不欲近衣者，寒在皮肤，热在骨髓也。"仲景先师又告知我们辨真假寒热的方法，即身大热而欲得衣者，为假热真寒；身大寒而不欲近衣者，为假寒真热。

四，辨表里。《伤寒论》第九十条："本发汗，而复下之，此为逆也；若先发汗，治不为逆。本先下之，而反汗之，为逆；若先下之，治不为逆。"这一条提示我们辨表里证及表证兼里实证的治疗法。也就是说，表里兼证时，当里证不重则先解表后攻里；当里证重时应先攻里。同时，仲景先师还在《伤寒论》第九十一条"伤寒，医下之，续得下利清谷不止，身疼痛者，急当救里；后身疼痛，清便自调者，急当救表。救里宜四逆汤，救表宜桂枝汤"和第九十二条"病发热，头痛，脉反沉，若不差，身体疼痛，当救其里，宜四逆汤"提示我们，表证兼里虚证的治疗法，即是先建中，后解表。

当然，若表里同病，且病机相通，并且里证不是大实大热证时，可以表里同治。《伤寒论》第三十八条："太阳中风，脉浮紧，发热恶寒，身疼痛，不汗出而烦躁者，大青龙汤主之。若脉微弱，汗出恶风者，不可服之，服之则厥逆，筋惕肉瞤，此为逆也。"第四十条："伤寒表不解，心下有水气，干呕，发热而咳，或渴，或利，或噎，或小便不利，少腹满，或喘者，小青龙汤主之。"

通过以上条文的解读与学习，我们便会跟着仲景先师成为一个通晓疾病"九变之利者"，从而就能很好地认识疾病，治疗疾病，为人类健康做一份贡献。

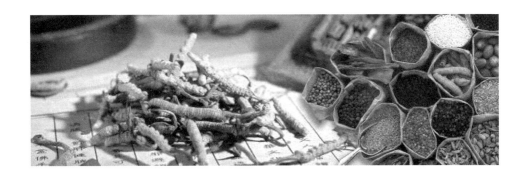

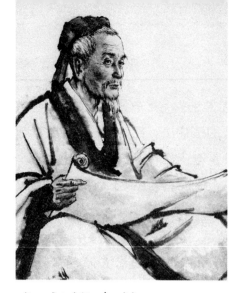

九变篇｜第二

《孙子兵法》有云："智者之虑，必杂于利害。杂于利，而务可信也；杂于害，而患可解也。"张仲景在医治病患时，总是小心翼翼，时刻观察，因时而变，因势而治，运药利害兼顾，祛邪适可而止，正是这条兵法所云之智者。

《孙子兵法》有云："智者之虑，必杂于利害。杂于利，而务可信也；杂于害，而患可解也。"这一句的意思就是，充满智慧的将帅考虑问题，必兼顾利和害两方面，在有利的情况下考虑到不利的方面，事情就可以顺利进行；在不利的情况下考虑到有利的方面，祸患就可以避免。

张仲景正是这样的智者。

仲景先师在医治病患时，总是小心翼翼，时刻观察，因时而变，因势而治，运药利害兼顾，祛邪适可而止，真正做到恰如其分。比如《伤寒论》第二百零三条曰："阳明病，本自汗出，医更重发汗，病已差，尚微烦不了了者，此必大便鞕故也。以亡津液，胃中干燥，故令大便鞕。当问其小便日几行。若本小便日三四行，今日再行，故知大便不久出。今为小便数少，以津液当还入胃中，故知不久必大便也。"

还是先来分析上述经文——

"阳明病，本自汗出"。"阳明病，法多汗"，阳明病原本就有自汗出的症状。"医更重发汗"，是说这位医生又用了汗法，显然此个医生为一枚庸医也。此为阳明病，可是此个医生见到患者发热，因为阳明病也发热，属里热盛，然而此医不知此热为里热竟当表热（太阳病）来医，结果便采用汗法，这是错误的。"病已差"。"差"者，在《伤寒论》中作"好了"讲，即病已好了。前边说过，此个医生为庸医，将阳明之热当作太阳之热来发表祛热，是错的，而此处怎么"病已差"，病就好了呢？这是因为，庸医用了汗法，里热之邪一部分也会随津液外泄，一部分则使津液进一步亏损，为什么会说津液是进一步亏损呢？因为"阳明病，法多汗"，本来就多汗伤津液，现在又重发汗，汗上加汗，津液就进一步亏损，此时热邪无依就会回缩，更往里去，表就一时显得无热，病好像是好了。然而"尚微烦不了了者"，是讲还有微烦不能了了。烦者，心烦也。心烦必有热，热扰心神则烦。这就更进一步提示，里热内收，"此必大便鞕故也"，这是大便硬的缘故。津液亏损，里热又收，大便就硬。大便硬，说明一还有热，二津液亏损。只不过，此处大便之硬的主因应该是津液的亏损，热仅是有一些，然不应是主因。为何？因为前番论过"汗上加汗"之故也。此时，大便硬，又见阳明病，是否就要攻下？且慢，且来看仲景如何做——先师先是分析此处大便硬的主要缘故，即"以亡津液，胃中干燥，故令大便鞕"，然后采取的是观察法，即观察小便的次数。"当问其小便日几行"，应当问患者每天的小便次数。"若本小便日三四行，今日再行，故知大便不久出"，若小便次数本来一日三四次，由多变少，变成今天的一天两次，所以就知道大便不久就会出。为什么呢？"今为小便数少，以津液当还入胃中，故知不久必大便也。"因为现在小便次数少了，说明津液通过人体自身的调节机能已重回肠道，浸润燥屎，于是仲景先师就推出不久大便就会出。

上述经文透露出的思想便是仲景的用医之道，即在医治病患之时，要充分考虑利害两个方面。常言道，"是药三分毒"，人体也有自我调节的功能，当病患起来时，不可贸然就遣药组方加以施治，切莫如经文中所引的那位误将阳明当太阳的庸医一般，而是要通过观察，因时因势，杂于利害，采用治养统筹兼顾的方法，便于患者恢复健康。

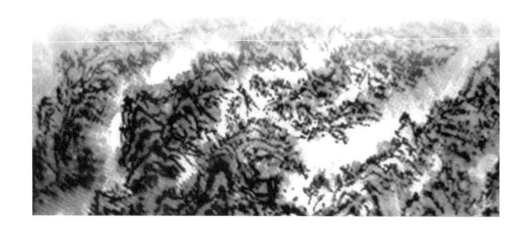

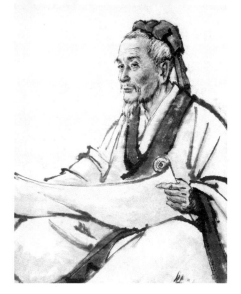

行军篇｜第一

《孙子兵法》有云："兵非益多也，惟无武进，足以并力、料敌、取人而已。"结合《伤寒论》条文，我们可以毫不夸张地说，仲景之用药组方，尽得上述孙子兵法之妙哉！

我们读张仲景之《伤寒论》，感触最大者，就是其辨证明确，治法准确，方药精确，不愧为世之所尊崇的"理法方药"一部经典大著。难道不是么？纵观全书所录之三百九十八条、一百一十二个方子，无一理不明晓，无一药不精当，特别是其用药之简约精微，少则一二味，多则六七味药，然而效如桴鼓，真可谓妙。

《孙子兵法》有云："兵非益多也，惟无武进，足以并力、料敌、取人而已。"意思是言带兵打仗，并不要兵多，而是讲究知晓敌情，有效合力，并不盲目挺进，而只是夺取胜利而已。结合读《伤寒论》条文，我们可以毫不夸张地说，仲景之用药组方，尽得上述孙子兵法之妙哉！

这里，我们且不去谈世之推崇的"伤寒正局"麻黄汤仅以麻黄（君药）、桂枝（臣药）、杏仁（佐药）和甘草（使药）这四味药疗治太阳伤寒表实证的奇效与组方的法度严谨，且随手举以下之条文，来看仲景遣药组方的"兵家之能事"。

《伤寒论》第二百零八条：

阳明病，脉迟，虽汗出不恶寒者，其身必重，短气，腹满而喘，有潮热者，此外欲解，可攻里也。手足濈然汗出者，此大便已鞭也，大承气汤主之；若汗多，微发热恶寒者，外未解也，其热不潮，未可与承气汤；若腹大满不通者，可与小承气汤，微和胃气，勿令致大泄下。

明眼人一看便知，此一条是说阳明腑实证在什么情况下用大承气汤，又是在何种情况下用小承气汤的。下边，我们依据孙子所言"兵非益多也，惟无武进，足以并力、料敌、取人而已"之兵家思维，来对此条进行分析，以此来说明医家仲景与兵家孙子的共通之处。

一，"料敌"。来看仲景先生的病机分析："阳明病，脉迟"，是道阳明病已发展到脉迟这一境。迟脉者何？是因阳明燥热入里与燥屎相结，形成阳明腑实证，因里有燥热的实邪阻滞，脉流便要变迟，故见脉迟，提示阳明燥热之邪已入里与实邪相结。"虽汗出不恶寒者"，不恶寒是没有表证；汗出，则是言在里的燥热实邪逼迫津液外泄，故见汗出。"其身必重，短气，腹满而喘"，则是说阳明腑实证因为阳热过盛，热郁气机津液流动，故见身重、短气也；因实热之邪壅塞肠道，所以腹满；大肠与肺相表里，大肠之里燥热实邪相结，必影响肺之宣降功能失常，故见喘。"有潮热者，此外欲解，可攻里也"，所谓潮热，便是热如涨潮退潮一般，发热有时。此说明热邪已入里，沉进阳明之内，一般时间内不发作，只是在阳明经活跃之日晡所时兴起潮热。这，说明外邪已经入里，表证不再，可以攻里。"手足濈然汗出者，此大便已鞭也，大承气汤主之"。"手足濈然汗出"，说明此时患者周身尽出汗，甚至连手足都已"濈然汗出"，也就是一小股一小股地有汗出来。这提示，此时患者阳明热盛，汗出周身，津液受损，大肠之内燥屎伤津，大便变硬，治以大承气汤。"若腹大满不通者，可与小承气汤"，如果腹大满不通，而没有大便坚硬之实，治以小承气汤。以上，仲景先师道明阳明腑实证，若汗出，若短气，若潮热，若不恶寒、腹满、大便硬时，可治用大承气汤。后世医家总结为大承气汤的四症"痞满燥实"。阳明腑实证，若前症皆在，只是腹大满而不见大便硬块，即"燥结"症之时，治以小承气汤，即后世医家总结为小承气汤的三症"痞满燥"也。

二，"兵非益多"。不论是治"痞满燥实"为主症的阳明腑实证的大承气汤，或是治"痞满燥"为主症的阳明腑实证的小承气汤，其用药都不多，甚至可谓少。大承气汤治用大黄、芒硝、枳实、厚朴四味药；而小承气汤只用大黄、枳实、厚朴三味药。"兵非益多"，尽可知也。

三，"并力"即"合力"。大承气汤四味药，厚朴、枳实、大黄、芒硝。刘渡舟先生有云：病有腹满，厚朴苦温，能消满；病有痞，枳实苦寒，能消痞。此二味药皆气分药，厚朴性温，枳实性寒，一个治腹满一个消腹痞，两个药可以通达肠胃之气。另一方面，这个方主要是泻下，用大黄、芒硝，借助厚朴、枳实的推动作用，将燥屎秽物排出体外。如果光用大黄、芒硝，不加厚朴、枳实使肠胃之气往下通达，泻下作用就小，所以厚朴、枳实在此是助大黄、芒硝以泻下。芒硝是咸寒药，因为大承气汤证肠中燥结，没有水分，形成的燥屎块比较小，但特别硬，黑色的。此类便，仅用大黄不行，加上芒硝咸寒软坚，同时增加肠道中的水分，可以使燥屎不能停留凝结，松动了就能往下边去。大承气汤这四味药相辅相成，大黄、芒硝可谓是血分药。小承气汤证中无有"燥结"，即大肠之中无黑色坚硬难排之大便，虽然也有大便硬，但并不"坚"，多是初头硬其后溏，故不用芒硝软坚化结，因此小承气汤三味药，大黄、厚朴与枳实也。二承气汤的煎煮方法也异。但其煎煮法，也尽是将药效发挥出来，形成合力，以治疾也。柯韵伯曾于《伤寒来苏集》对此批曰：夫诸病皆因于气，秽物之不去，由于气之不顺，故攻积之剂，必用行气之药以主之。亢则害，承乃制，此承气之所由名。又病去而元气不伤，此承气之意也。方分大小，有二义焉，厚朴倍大黄，是气药为君，名大承气；大黄倍厚朴，是气药为臣，名小承气。味多性猛，制大其服，欲令泄下也，因名曰大；味少性缓，制小其服，欲微和胃气也，故名曰小。二方煎法不同，更有妙义，大承气用水一斗，先煮枳朴，煮取五升，内大黄者取三升，内硝者，以药之为性，生者锐而先行，熟者气钝而和缓，仲景欲使芒硝先化燥屎，大黄继通地道，而后枳朴除其痞满，缓于制剂者，正以急于攻下也。若小承气汤则三物同煎，不分次第，而服之四合，此求地道之通，故不用芒硝之峻，且远于大黄之锐矣，故称为微和之剂。

四，"惟无武进"，也即是并不冒进。这一条经文之中，仲景先师先用"大承气汤主之"，再用"未可与承气汤"，又用"可与小承气汤"，文分三段，理分三层，用方也尽不同。其小心翼翼之态度，纸上毕现。特别是"若汗多，微发热恶寒者，外未解也，其热不潮，未可与承气汤"，更是提醒我们，"若汗多，微发热恶寒者"是因为表证未解，表证仍在，其热并没入里，故不显时隐时发之潮热，这时候"未可与"，也就是不一定要用承气汤类方。其意思是，若表证重些，不妨用桂枝汤；若表证轻里证重些，可以治以承气汤类方也。此，当是"惟无武进"之意也。

综上，《伤寒论》中这一条经文与经后方，十分贴切又形象地阐述了《孙子兵法》上述兵法条文之意蕴，二者之玄机妙思，可谓丝丝入扣，相得益彰。

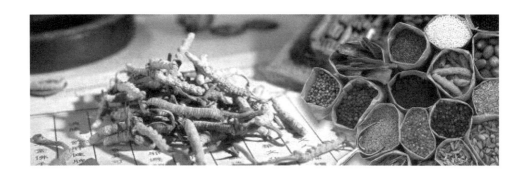

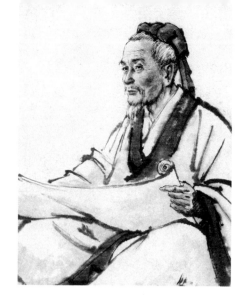

地形篇｜第一

《孙子兵法》有云："料敌制胜，计险厄远近，上将之道也。"在遣药组方上，张仲景也曾考虑到"路途险厄远近"之不同，而采用不同的法子去化解，从而达到完美救治。

《孙子兵法》有云："料敌制胜，计险厄远近，上将之道也。"

其意为，判明敌情，制订取胜方案，考虑到地形险易远近，这些都是好的将帅应该明白的。此计非但运用于兵家，也同样作用于医家——其中"料敌"相当于辨证，"制胜"等同于遣药组方。这两个注意事项，笔者在以往的文章中均有不同程度的阐述，至于在制订战胜敌人的方案时应特别注意道途地形的险易远近这一点，还倒是没有涉及。今天，笔者特将"计险厄远近"在《伤寒论》中的使用一笔挑出，愿与诸君商榷耳。

当然，鄙人是说在遣药组方上，仲景先师也曾考虑到路途"险厄远近"之不同，而采用不同的法子去化解，从而达到完美救治。不信么，请看《伤寒论》以下条文——

第一百三十一条：

病发于阳，而反下之，热入因作结胸；病发于阴，而反下之，因作痞也。所以成结胸者，以下之太早故也。结胸者，项亦强，如柔痉状，下之则和，宜大陷胸丸。

本条论述的是大结胸证病位在胸的证治。

众所周知，所谓大结胸证是指热邪与胸膈脘腹之痰水互结而成的病证。其病位在胸者，仲景先师给出治疗方子：

大陷胸丸方

大黄半斤　葶苈子半升，熬　芒硝半升　杏仁半升，去皮尖，熬黑

上四味，捣筛二味，内杏仁、芒硝，合研如脂，和散，取如弹丸一枚；别捣甘遂末一钱匕，白蜜二合，水二升，煮取一升，温，顿服之。一宿乃下。如不下，更服，取下为效。禁如药法。

大家知道，病位在胸，可谓病在"高位"，也即病邪如果要从下走，则属"路途遥远"。而方子中的大黄、芒硝泄热实邪能力大，可以说是"一泄如注"，也即喝罢此药后，药力作用很快达到，如"暴雨洗过"一样，很快就泄下去。因为，此证为大结胸病位在胸者，病位实在是高，若用大黄、芒硝如此峻药组合，药效还没浸润涤荡高位之"胸"部痰热实邪，便一路狂泄到下，疗治效果便不太理想。

怎么办？仲景先师当然深知"上将之道"，在配制药方时，必然也会"计险厄远近"，考虑到道途之险厄远近的，于是诸君请看，仲景先师给的这一大陷胸丸中就有一味白蜜。用"白蜜"为何？蜜者，甜也，甜者甘缓，在此处用其"缓"，与大黄、芒硝共享，使大黄、芒硝药力变缓，防止二者还未涤除高位胸中之实热邪气，便一溜烟脱下。

是故，此方中用白蜜之法，当是法兵家"计险厄远近"也！

再比如《伤寒论》第一百五十二条：

太阳中风，下利，呕逆，表解者，乃可攻之。其人漐漐汗出，发作有时，头痛，心下痞鞕满，引胁下痛，干呕，短气，汗出不恶寒者，此表解里未和也，十枣汤主之。

这一条是论述悬饮的证治。饮在肋胁，是谓悬饮，仲景先师给方：

十枣汤方

芫花熬　甘遂　大戟

上三味，等分，各别捣为散，以水一升半，先煮大枣肥者十枚，取八合，去滓，内药末。强人服一钱匕，羸人服半钱。温服之，平旦服。若下后病不除者，明日更服加半钱，得快下利后，糜粥自养。

诸君且来看，以上三味药芫花、甘遂、大戟，皆为峻猛之药。三味药泄水功力皆十分之猛烈，三味合用，胁肋之悬饮当然涤荡冲下，大小便一齐泄出，想着十分过瘾，但也极易伤人正气，且三味药皆有毒，合而用之，其"危险性"当然是要考虑的。这一点，犹似带兵打仗，一定在制订取胜方案中考虑地形之"险厄"。胁肋为少阳，少阳为弱阳，极易受损，今治其悬饮，用三味峻药，当然也应"计其险厄"，不能干"杀敌一万，自损八千"的事体。怎么办？仲景先师在方中加十枚肥枣。肥枣，甘也，甘也能缓，使峻药性变缓些；二来肥枣补益气血，三味峻猛之药涤荡悬饮之同时，也会伤人正气，以肥枣十枚正是"计险"，从而达到完美救治也！

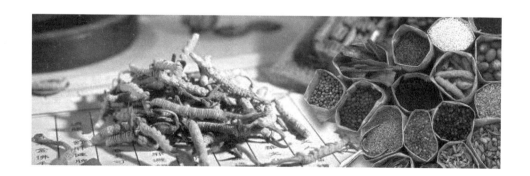

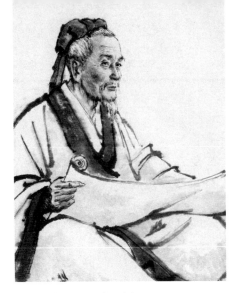

九地篇 | 第一

《孙子兵法》有言："故为兵之事，在顺详敌之意，并敌一向，千里杀将，是谓巧能成事。"此兵法思想，若用于医理，则是透过纷繁的临床表现，理出病因病机，找出根本病证，直接医治之。

《孙子兵法》有言："故为兵之事，在顺详敌之意，并敌一向，千里杀将，是谓巧能成事。"《说文解字》曰："顺，理也。"梳理，使有序。"详，审议也。""并，相从也。"由此，可知此句意为，为兵之要事，在于梳理审查敌方的根本意图，合并敌方力量找出主力方向，千里杀将，可以称之为巧能成事。其用于医理，则是透过纷繁的临床表现，理出病因病机，找出根本病证，直接医治之。

且看《伤寒论》第一百三十四条：

太阳病，脉浮而动数，浮则为风，数则为热，动则为痛，数则为虚，头痛发热，微盗汗出，而反恶寒者，表未解也。医反下之，动数变迟，膈内拒痛，胃中空虚，客气动膈，短气躁烦，心中懊侬，阳气内陷，心下因鞕，则为结胸，大陷胸汤主之。

在此条经文中，仲景先师不厌其烦地一边说症状，一边道病因，一边解病机,可谓"顺详敌意",几经辨识,找出主要凶手"敌之将",即结胸证,开出一剂大陷胸汤主治之!

其人得了太阳病,"脉浮而动数",这是切脉所得到的脉象,然后仲景先师开始分析,顺详敌意,浮则为中风,数则为里热,动则为里有痛,数脉又提示此痛为虚痛,即热邪还没有与有形的病理产物相结。"头痛发热",提示其人表证仍在。"微盗汗出"何意?先来解"盗汗"。据前代医家所言,盗汗者,即患者睡觉时出汗。根据中医理论,"阳入于阴者谓寐",其人要出汗说明体内阴分有热,睡觉时阳气入于阴,阳者热也,热上加热,则逼迫津液外泄为汗。此,谓盗汗。微盗汗出,提示里有热,而反恶寒者,表证未解也;诸君知道,表证未解,当先解其外,而这位医者反下之,表邪随下入里化热与有形的病理产物相结,水热互结,成有形的邪气。有形邪气阻滞,必导致脉气不利,原来的动数之脉便要变得迟缓。"动数变迟",便提示现时体内已存有形水热互结的邪气。"膈内拒痛"。何谓"拒痛"?清代医家黄元御著《伤寒悬解》有云:"阳败胃逆,碍胆木降路,逆冲胸膈,胆胃相拒,则膈内疼痛。甲木下行,化相火而归癸水,相火在水,是为下焦主气。今阳败胃虚,甲木逆行,以下焦主气,客居膈上,冲动不已,此拒痛所由来也。"近代医家张锡纯著《医学衷中参西录》有云:"膈内拒痛者,胸中大气与痰火凝结之气,互相撑胀而作痛,按之则其痛益甚,是以拒按也。"刘渡舟先生的观点则是"'膈内拒痛',(是)因为邪气入到内里,正气与邪气相依拒、剧抗,所以就疼痛"(《刘渡舟伤寒论讲稿》)。郝万山先生则说,"拒痛"是提示此痛是实邪疼痛,因为实邪疼痛拒按,"膈内拒痛"说明膈内疼痛为水热互结有形邪气所致。"胃中空虚",是说患者用下法后,胃气被伤,里气空虚,"客气动膈"。"客气"是相对主气所言,所谓主气即正气,那么"客气"即为邪气,"动"即伤动之意。"短气躁烦"者何?短气者,由于有形水热邪气阻滞胸中气机,故导致短气;躁烦者,是因水热邪气盛,郁热扰心,故而躁烦。郝万山解此"躁烦"应为"烦躁,因烦而躁"。据郝万山之解,烦者,阳盛也;躁者,阴盛也。躁烦,是弱阳与阴寒相争,争而不胜,而肢体躁动不宁。此处躁烦的症状表现应为"撮空理线,循衣摸床"

之不自觉的躁动症状；而烦躁，则是阳气盛，热扰心神所致，是因烦而躁，起卧不安。"心中懊侬"，是心烦重症。《伤寒论》第七十六条有云："发汗吐下后，虚烦不得眠，若剧者，必反复颠倒，心中懊侬"。"阳气内陷"重提病因；"心下因鞕"，又道症状；二句连读，便又是心下硬痛的病机所在。

经过以上种种不厌其烦的脉证分析，我们终于明了，此证乃为"水热互结于心下的结胸证"，这，就是"敌之将"！仲景先师层层剥茧，洞若观火，最后为我们开出了：

大陷胸汤方

大黄六两，去皮　芒硝一升　甘遂一钱匕

上三味，以水六升，先煮大黄，取二升，去滓，内芒硝，煮一两沸，内甘遂末，温服一升。得快利，止后服。

其中以大黄泻热，芒硝散结，甘遂逐水，"千里杀将，是谓巧能成事"！

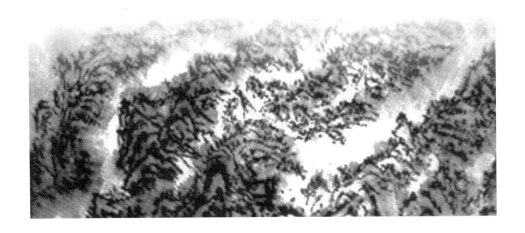

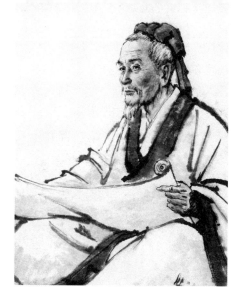

火攻篇 | 第一

《孙子兵法》有云："夫战胜攻取，而不修其功者凶。"张仲景在《伤寒论》中特意开专章讲"劳复"与"食复"的问题，就是告诫后人，在治病过程中，切记不要犯兵法上所言之"不修其功"的错误！

想必诸君都听过一个故事，"猴子掰玉米"。

这故事说的是，一只勤劳的猴子有一天去玉米田里掰玉米，掰一只扔一只，而不知道托运与收藏，到最后天黑了，还是两手空空无所收获。这个小故事从一个侧面反映出了《孙子兵法》中火攻篇所阐发的一些思想。

《孙子兵法》有云："夫战胜攻取，而不修其功者凶。"也就是说，凡是打了胜仗，夺取了土地、城池，而不能够巩固胜利是危险的。想当年，毛润之先生也正是汲取了孙子这一兵法思想，创建革命根据地井冈山，走出了农村包围城市的胜利道路。兵家、革命家如此，医家治病更要如此。倘若一个疾病治好了，就掉以轻心，而不去及时护理保健，反而尽情吃喝享乐，任意妄为，就会造成轻者病情反复，重者病情加重，更难以疗治。当然，仲景先师也是相当重视这一"思想"的，他在《伤寒论》中特意开篇讲到"劳复"与"食复"的问题，就是告诫后人，在治病过程中，切记不要犯了上边"小猴子"的错误。

比如《伤寒论》第三百九十八条曰：

病人脉已解，而日暮微烦，以病新差，人强与谷，脾胃气尚弱，不能消谷，故令微烦，损谷则愈。

我们先分析此条。"病人脉已解"，是说患者病脉已解除，脉静人安，疾患已痊愈。"而日暮微烦"，然而黄昏时分又开始微微地发烦，这是为什么？"以病新差，人强与谷，脾胃气尚弱，不能消谷，故令微烦"，原来是因为患者大病新愈，别人（当然是亲属了）强要求其吃饭，想必当是一些好吃的大鱼大肉之类，不想到此时这大病才好之人，脾胃正是虚弱之时候，消化功能相对低弱，谷肉果菜入胃不能消化，故令微烦。怎么办？损谷则愈，也就是说不吃或少吃东西就会好。这一条的主题思想就是告诉后世中医师们，在治疗好一个患者之后，一定要告诉患者家属，此时患者新愈犹如"小树不可摇根，小鸟不可拔羽"，不可过劳过食，要注意保养，巩固治疗效果，这样才能真正使患者完全康复。

《孙子兵法》同一篇中更有句子"合于利而动，不合于利而止"，也就是说，有符合利益的事情就去做，不符合利益的就不去做。这一点，也正符合仲景《伤寒论》第三百九十八条文尾所言"损谷则愈"。

通过以上分析，我们不难看出仲景之法实乃孙武之法也！

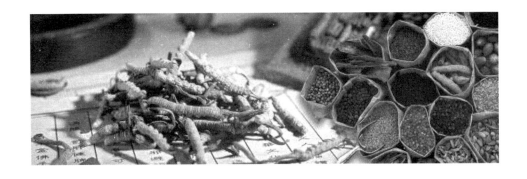

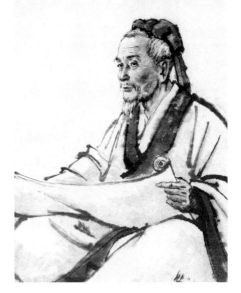

用间篇｜第一

《孙子兵法》有云："因间者，因其乡人而用之。"白通加猪胆汁汤方中之猪胆汁的运用，便是透露出这一兵法之深邃意蕴。

第二次世界大战期间，一个风情万种的英国女人经常着纳粹军服，佩纳粹徽章，行纳粹礼，随便出入希特勒的房间和办公室。这个妩媚性感的女人，便是深得希特勒的宠爱，被希特勒亲昵地称为"我的小宝贝"的英国女间谍——南希。她一直在希特勒身边搜集情报，导致德国几次对英空袭都没捞到便宜。英国人甚至还借助她提供的情报，一度将战斗机飞赴柏林上空，撒下"希特勒要打多久，英国就打多久"的传单，致使希特勒最终宣布进攻英国的"海狮计划"无限期推迟。当然，不久这一决定又被南希传送到丘吉尔的手中。1942年，南希返回英国，英女王亲自授予她"金十字勋章"。

这一故事，说明了间谍在战争中的重要性。那么，如何选用与使用间谍呢？《孙子兵法·用间篇》有云："因间者，因其乡人而用之。"何谓"乡人"？中国有句俗话，叫"亲不亲，故乡人"，也就是说，所谓"乡人"，应该理解为亲近的人，也唯有敌方接受、亲近之人，才能打入其内部，起到作用。想当年，南希之所以能打入德国，一方面是她在英国受到"打击"，被认定是英国的对立面，也即她所言英国那些当权者是她的"仇人"；二便是她言行举止完全纳粹化，为德国所接受，并能迷倒希特勒。

这么一说，诸君也许有兴趣发问了——在《伤寒论》中，仲景先师有没有选用并使用过这样的"间谍"呢？当然有的。且来看，以下一条经文——

第三百一十五条：

少阴病，下利，脉微者，与白通汤。利不止，厥逆无脉，干呕烦者，白通加猪胆汁汤主之。

诸君知道，白通汤是疗治阴盛戴阳证的方子。这个患者吃了白通汤，"利不止，厥逆无脉"，下利不止，四肢冰冷无脉，并且还干呕心烦，看来是病情更严重了。这是为什么？结合《伤寒论》上下条文我们得知，此时这些症状反应该是"病重药轻"的"激惹"现象。也就是说，其人所得的阴盛戴阳之少阴证很是重，吃了白通汤这个热药，并没消除阴盛之寒邪，反而被寒邪所抵触，后世医家谓之"格拒"。也就是说，大热之药并没攻入到大寒邪气之中，类似于"两军对垒"，攻守僵持。

怎么办？仲景先师开方：

白通加猪胆汁汤方

葱白四茎　干姜一两　附子一枚，生，去皮，破八片　人尿五合　猪胆汁一合

上五味，以水三升，煮取一升，去滓，内胆汁、人尿，和令相得，分温再服。若无胆，亦可用。

我们看以上这个方子，实际上药物组成为"白通汤 + 人尿 + 猪胆汁"。白通汤治阳虚阴盛之戴阳证，此时药证"格拒"，便加上人尿五合、猪胆汁一合。何也？因人尿咸寒，猪胆汁苦寒，与阳虚阴盛之病邪同性，即皆为阴寒之气，二性一致，易为病邪之气所接受，"亲不亲，故乡人"嘛。这病邪接受了猪胆汁与人尿之后，大门打开，"格拒"打破，随之涌来白通汤，此证便解。

此，正仲景先师"用间"之计耳！

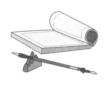

第三辑
经方中的"鬼谷之术"

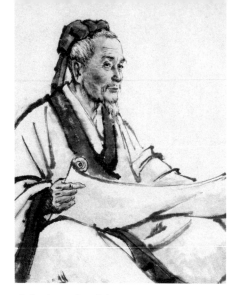

捭阖｜第一

"捭阖之术"，简而言之，即是掌握拆分、联合起来的方法。这样的兵家思想，可以说，在中医学上也是普遍运用的。张仲景作为一代名医、方书之祖，更是深精此道。

昔有智者王诩，道号鬼谷，讲捭阖术名闻天下。

所谓"捭阖"，即为开合，通俗了讲，也就是拆开与联合。鬼谷先生有两个学生，一曰苏秦，二曰张仪，苏秦以"合纵"方式将六国联合起来一致抗秦，而张仪则是以"连横"之方将六国联盟拆散，一时间，二人运用这捭阖纵横之术将天下诸侯搅扰得合合分分，恩怨情仇。

那么，到底何谓捭阖之术？

《鬼谷子·捭阖》有言："捭阖者，道之大化。""是故圣人一守司其门户，审察其所先后，度权量能，校其伎巧短长。""乃可捭，乃可阖。""即欲捭之贵周，即欲阖之贵密。周密之贵微，而与道相追。捭之者，料其情也；阖之者，结其诚也。皆见其权衡轻重，乃为之度数，圣人因而为之虑。"下边，我们分解其意——

一，"捭阖者，道之大化"，是说捭阖之术是从天下"大道"运化而来的。

二,"是故圣人一守司其门户,审察其所先后,度权量能,校其伎巧短长",所以圣人要始终把握事物发展变化的关键,度量能力,较清其技巧方面的长处和短处。三,"乃可捭,乃可阖",必要时,可以拆开,可以联合。四,"即欲捭之贵周,即欲阖之贵密。周密之贵微,而与道相追。捭之者,料其情也;阖之者,结其诚也。皆见其权衡轻重,乃为之度数,圣人因而为之虑"。想拆开,最重要的是周详;要联合,最重要的是严密。周密,最在于细微之处,与道这个大规律相随。拆开,要明了其中不同情形;联合,明白其中不同的属性(《说文解字》"诚,信也",即真心),皆要分辨轻重,揣度其带来的效果,圣人因此而下心去思索。

根据以上分解,我们得知这"捭阖之术",简而言之,就是掌握分离、联合起来的方法。

这样的兵家思想,可以说,在中医学上也是普遍运用的。比如中医辨证,又比如了解药的性味归经以及遣药组方,若以鬼谷先生之法论,皆是有点捭阖的意思了。仲景先师作为一代名医、方书之祖,更是深精此道。

下边,笔者想以一症"喘"和一味药"桂枝"来详论之。

首先,从治"喘"症上,我们来探讨仲景先师精通的"捭"术,即拆分术。

鬼谷先生云:"捭之者,料其情也。"若这思想用于中医上,也就是说,要使纠结黏合在一起的病证一个一个辨识清楚,区分开来的办法最在于"料其情也",即掌握各自不同的情况,也可以说是各个证所特有的症状。唯有了解于此,才能施之于"捭",即能将它们识辨拆开,辨证立法,救治病患。诸君知道,《伤寒论》中"喘"症,可见之于以下几个汤证。

一,麻黄汤证。"麻黄八证"便见"喘"。《伤寒论》第三十五条云:"太阳病,头痛,发热,身疼,腰痛,骨节疼痛,恶风,无汗而喘者,麻黄汤主之。"

二,桂枝汤证。涉及喘症者,一为老喘新感,即《伤寒论》第八条:"喘家作,桂枝汤加厚朴、杏子佳。"一为新感新喘,即《伤寒论》第四十三条:"太阳病,下之微喘者,表未解故也,桂枝加厚朴杏子汤主之。"二者都有

"喘"症，所不同之处在于，第八条之"喘"是旧疾，现在得了表证；而第四十三条之"喘"，则是得了表证误用下法后，得到的新"喘"。不论"喘"之新老，现时只要兼有表证者，一律服桂枝加厚朴杏子汤，即桂枝汤＋厚朴、杏子。以上二条，无论麻黄汤证还是桂枝汤证，都是表证，皆有喘，即表证的"喘"症。

三，小青龙汤证。《伤寒论》第四十条："伤寒表不解，心下有水气，干呕，发热而咳，或渴，或利，或噎，或小便不利，少腹满，或喘者，小青龙汤主之。"第四十一条："伤寒心下有水气，咳而微喘，发热不渴。服汤已，渴者，此寒去欲解也。小青龙汤主之。"诸君知道，小青龙汤证即为"表证＋里水饮邪证"。因为皆为伤寒表不解导致，故此"喘"症应伴无汗。

四，麻杏石甘汤证。《伤寒论》第六十三条："发汗后，不可更行桂枝汤，汗出而喘，无大热者，可与麻黄杏仁甘草石膏汤。"第一百六十二条："下后，不可更行桂枝汤，若汗出而喘，无大热者，可与麻黄杏仁甘草石膏汤。"诸君知道，麻杏石甘汤证，为轻表证＋重里热证，即热邪壅肺证。

五，还有一个含"喘"的证，即为阳明腑实证，因阳明与肺相表里，阳明实热互映到肺，导致肺气不利，见喘。

以上五类经文，皆见"喘"症。那么，假如我们见到这些患者皆有"喘"，该分别怎么来治疗呢？这，就需要"揣之者"，分清辨别它们，一一将它们鉴别分开。什么办法？鬼谷先生云，"料其情也"。然后，我们再来回头细看，仲景先师就以上五类含有"喘"症的经文。

一，麻黄汤证，经文中明确标出"无汗而喘"。记清：无汗＋表证＋喘。

二，桂枝汤证，不管新喘旧喘，也不管新感旧感，总之是表证兼喘。记清：表证＋有或无汗＋喘。

三，小青龙汤证，因是伤寒表不解而致，既是伤寒，其必无汗。记清：无汗＋表证＋里水饮＋喘。

第四类经文，我们暂且放下，先看阳明里实热的喘症。既为阳明里实热，必有日晡所发潮热＋烦躁＋汗出＋喘。接着我们再来看第四类经文：《伤寒论》第六十三条和第一百六十二条经文，不同之处只是前边的治法不同，即一为发汗一为下之后，余者全同：不可更行桂枝汤，汗出而喘，无大热者，可与麻黄杏仁甘草石膏汤。这一证中有"喘"症，经过以上罗列，我们已经发现含有"喘"症的证至少已有四个汤证了。那么，怎么让它们拆开区分，辨证施治呢？且看：

1. "不可更行桂枝汤"提示没有表证，也没有老喘。

2. "汗出而喘"提示区别于无汗出的喘症。比如，麻黄汤证和小青龙汤证。

3. "无大热"提示有大热的证，即阳明腑实证。

以上，逐一区分，可谓料其情而"揣"之。

可以这样说，整部《伤寒论》的辨证过程，皆是一个料其情而揣之的过程，即将纠结绕缠在一起的病证归类区分开来，井水属井，河水属河，运用类似张仪的连横术，拆解分离，辨证立法。

然后，我们再来谈"阖"术在经方中的运用。

鬼谷先生曰："阖之者，结其诚也。"鄙人私意解之为，联合（它们），明白其中不同的属性（《说文解字》"诚，信也"，即真心），找到共通处，以结之。其实，就整部经方的配伍组合来讲，君臣佐使，相须为用，大体上来说，皆是"阖之者，结其诚也"。每一味药皆有其不同的性味归经，也有其不同的功效，甚至一味药也可以有不同的功效。怎么来组合配伍，相须为用？第一要着，便是要了解各味药的不同功效，以及其药效发挥的方向。下边，单就"桂枝"一味药来谈药物"合纵"之妙用。

众所周知，桂枝主要有三大功效，分别是发散表寒、温阳通脉、助阳化气。仲景用药，可谓知药用，了药性，"合纵"（配伍）得当。在《伤寒论》中，仲景先师一是将麻黄与桂枝合纵，以用其发汗解表作用，比如麻黄汤方——麻黄三两，桂枝二两，甘草一两，杏仁七十个；二是将桂枝与附子合纵，用其温经通脉，比如桂枝加附子汤方——桂枝三两，芍药三两，甘草三两，生姜三两，大枣十二枚，附子一枚；三是将桂枝与白术合纵，用以助阳化气，比如茯苓桂枝白术甘草汤方——茯苓四两，桂枝三两，白术二两，甘草二两。此可谓"合纵"得妙，方方见奇效也。

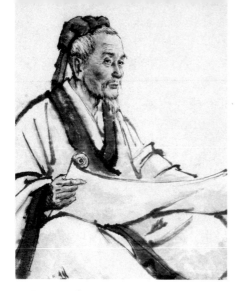

捭阖｜第二

"捭阖之术"，另一个经典妙意便是，执于一道，以应万变。张仲景所著《伤寒论》正是遵循此"道"！不是么？我们举例来说明——

《鬼谷子·捭阖》有云："圣人之在天下也，自古至今，其道一也。变化无穷，各有所归。或阴或阳，或柔或刚，或开或闭，或弛或张。"其意思是说，圣人在世上所持之道一也。然而，事物变化无穷无尽，各有其归，或阴或阳，或柔或强，或开或闭，或弛或张，各各不同也。

试想来，仲景先生所著《伤寒论》凡三百九十八条、一百一十二方，其治疗所遵循之"道"，可以用一句话来概括，那便是"保胃气，守津液"，也即在施治过程中时时顾护人体之阳气、正气，力图做到祛邪不损正、治病不伤本。当然，六经之证也是变化万端的，但仲景先生处处把握阴阳，从阴阳两面出手，无论是分析病因病机，还是治法或施救所开出来的方子，多是讲究对立统一，真是如鬼谷子所言"其道一也"，然变化无穷，"或阴或阳，或柔或刚，或开或闭，或弛或张"。

下面，笔者想从以下这三方面举例来简要说明之——

一，病证——同为表证，或开或闭。

诸君尽知,《伤寒论》开篇即讲表证,也就是太阳病。太阳一病,仲景先生将其分为表实证与表虚证。表实者无汗,属阴;表虚者有汗,属阳。属阳者,七日自愈,治以桂枝汤;属阴者,六日自愈,治以麻黄汤。这样认识表证、解析表证并治疗表证,可谓阴阳分明,阴阳自得,或阴或阳,鉴别得当,使读者了然无惑。我们还是看具体条文。

《伤寒论》第七条:"病有发热恶寒者,发于阳也;无热恶寒者,发于阴也。发于阳,七日愈;发于阴,六日愈。"分析之:"发热+恶寒=阳证;无热+恶寒=阴证。阳证,七日愈;阴证,六日愈。"这一条,是将太阳病根据发病之初有无发热分为阴阳二证,也即发热者为阳证,无热者为阴证。这是为何? 原来中风之证,寒不重,袭侵人体,人之自身阳气奋起抗邪,故在体表正邪相争,故而发热;伤寒之证,寒较重,袭侵人体,寒郁体表,人体自身阳气被寒邪所郁,因为"寡不敌众",发病之初便表现为只恶寒而无有发热之象也。总而言之,伤寒是太阳病之寒郁"闭证",中风乃太阳病之风袭"开证"也,其间所谓"闭"与"开",皆是言人之皮肤腠理感受风寒邪气之后的状态也。

二,治法——同是"表里同治",而用方或柔或刚。

在《伤寒论》中,若表与里同病,也即其里证是因表证而来,并且二证病机"一以贯之"联系密切时,在其治法上,仲景先生一律采用"表里同治法"。当然,在具体条文方证上,仲景先生还是或阴或阳,或柔或刚,一枝两花,各有其表的。我们还是看具体条文。

《伤寒论》第三十八条:"太阳中风,脉浮紧,发热恶寒,身疼痛,不汗出而烦躁者,大青龙汤主之。"

《伤寒论》第四十条:"伤寒表不解,心下有水气,干呕,发热而咳,或渴,或利,或噎,或小便不利,少腹满,或喘者,小青龙汤主之。"

试来分析之:第三十八条是大青龙汤证,其证为表证+里热;第四十条是小青龙汤证,其证为表证+里水。"大"者为阳,"小"者为阴;"热"者为阳,"水"为阴。大青龙汤发汗力强,可看作"刚"剂;小青龙汤发汗力弱,相比于大青龙汤可以看作"柔"剂。

以上二条，其治法一也，就同是"表里同治"，而具体方证无论从名称到"属性"，又是变化不同，一时间"或阴或阳，或刚或柔"也。这二条也充分反映了《鬼谷子·捭阖》篇所云"其道一也"，然"变化无穷，各有所归"。

三，方子——同为利水之剂，或阴或阳。

诸君知道，《伤寒论》中，论"利水"之方，大概有三：一曰五苓散；二曰猪苓散；三曰真武汤。经文分别如下。

《伤寒论》第七十一条："太阳病，发汗后，大汗出，胃中干，烦躁不得眠，欲得饮水者，少少与饮之，令胃气和则愈。若脉浮，小便不利，微热消渴者，五苓散主之。"

《伤寒论》第二百二十三条："若脉浮，发热，渴欲饮水，小便不利者，猪苓汤主之。"

《伤寒论》第八十二条："太阳病发汗，汗出不解，其人仍发热，心下悸，头眩，身瞤动，振振欲擗地者，真武汤主之。"

简言之，五苓散证之病机为膀胱气化不利导致水液不能正常输布，故使小便不利；猪苓散证之病机则为下焦水热互结，故使小便不利；真武汤证病机则为阳虚水泛。

以上三证，虽同为利水之剂，然各各不同。猪苓汤证，可以看作是水热互结，为水邪＋热；真武汤证，可以看作是阳虚水邪，为水邪＋寒（阳虚则寒）；五苓散证，则是单纯气机不利导致，无有"热"，也无有"阳虚之寒"。这三证，当然也可以看作为"其道一也"——因为同是下水之剂，然"变化无穷，各有所归"。

以上我们从病证、治法与方剂三方面的举例来看，《伤寒论》一书与鬼谷之术，还真是有不少共通之处呢。

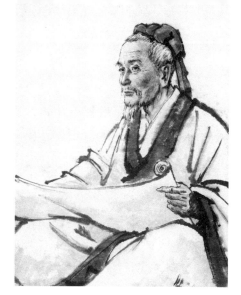

反应｜第一

《鬼谷子》有云："古之大化者，乃与无形俱生。"本篇举例论述张仲景是如何运用阴阳变化规律来认识疾病、治疗疾病的。

《鬼谷子·反应》开篇即云："古之大化者，乃与无形俱生。"

何谓"无形"？《道德经》云，"大象无形"。大象为何？恍兮惚兮，道之所存处也。道生一，一生二，二即为阴阳，阴阳相抟，即为无形之大道，所以"无形"，简而言之，便是阴阳变化。别的不论，单讲医家事。《内经》有云，"阴阳者，天地之道也，万物之纲纪，变化之父母，生杀之本始，神明之府也，治病必求于本"，"本于阴阳"。由此可知，上边那一句话运用于医家事，其意便为，古代掌握大道来疗化疾病的圣人，乃是与阴阳变化规律相谐和相一致的。仲景先生，当然就是这样的"医圣"了。下边，我们且取《伤寒论》之一节，来试说明之。

《伤寒论》第三十条云：

问曰：证象阳旦，按法治之而增剧，厥逆，咽中干，两胫拘急而谵语。师曰：言夜半手足当温，两脚当伸。后如师言。何以知此？答曰：寸口脉浮而大，浮则为风，大则为虚，风则生微热，虚则两胫挛，病形象桂枝，因加附子参其间，增桂令汗出，附子温经，亡阳故也。厥逆，咽中干，烦躁，阳明内结，谵语烦乱，更饮甘草干姜汤。夜半阳气还，两足当热，胫尚微拘急，重与芍药甘草汤，尔乃胫伸。以承气汤微溏，则止其谵语，故知病可愈。

要真正理解这一段内容，须弄清下边几个问题。

一是何谓"阳旦"？太阳刚升出地平线之时，为阳旦。古方有"阳旦汤"，也有"阴旦汤"。阳旦汤，为桂枝汤之别名；阴旦汤，为小柴胡汤之别名也。阳在于天，历时三境：一曰太阳，二曰阳明，三曰少阳。少阳既殁，阴月即出。月为阴，阴旦者，月亮刚升之时，也界乎少阳之境也。少阳颓势，治以小柴胡汤，故小柴胡汤名阴旦汤。阳旦也者，在太阳之境，此境为病，治以桂枝汤，是故桂枝汤名阳旦汤。

二是这一段的写作笔法。这一段的写法，是仲景先生仿效《内经》笔法，问答互应成文的，也就是有学生治疗一个患有类似于桂枝汤的患者后，出现一些变证，这个学生没办法，拉着患者去找老师治，老师治好了，学生请教老师，老师作答。

三是要与前一段，即《伤寒论》第二十九条对照读。因为，这一条是上一条的延伸，或者说是上一条的进一步阐述。下边，我们分解之——

"问曰：证象阳旦，按法治之而增剧，厥逆，咽中干，两胫拘急而谵语。师曰：言夜半手足当温，两脚当伸。后如师言。何以知此？"这是一层意思。也就是说，有学生问，一个病，其证象是桂枝汤证，也就是有出汗、发热、头疼、脉浮缓之症状，按照治法来让这个患者喝了桂枝汤后，病情不向好反而加重，出现了四肢发冷、咽喉干燥、两小腿拘急并且还胡言乱语。他老师听后，看了学生治过的患者，赶紧让其喝了甘草干姜汤，以复其阳（注：上段有"作甘草干姜汤与之，以复其阳"句），并对学生道"夜半手足当温，两脚当伸"，也就是这个患者喝了这甘草干姜汤后，过了后半夜，手足就应该暖和，两只脚也能伸开了。"后如师言"，以后的发展果然如老师所说的。学生（觉着好奇）就去问老师：为什么会这样呢？

于是他老师开始解答，这便是下边这一层。

"答曰：寸口脉浮而大，浮则为风，大则为虚，风则生微热，虚则两胫挛，病形象桂枝，因加附子参其间，增桂令汗出，附子温经，亡阳故也。"老师回答说，这个人寸口脉浮大，寸脉主心，主上焦，主胸部。寸脉浮大，浮为风，是中风邪；大为虚，是里有虚。风则生微热，有一分发热就有一分表证；虚则两胫就拘急不伸了，这是因为虚者血少，血少不能养，不养则拘急。此时这个病，很像桂枝汤证（又有虚象），于是你（也就是那个学生）就用了桂枝汤＋附子，并且增加桂枝量去治疗他。桂枝令这个患者大汗出，又用了附子来温经，结果导致亡阳了。这，当然是不对的。

不能那样去治，那该如何治呢？也就是说，遇到了一个"证象阳旦"，学生"按法治之而增剧"，又在太阳中风表虚证的同时增加了"厥逆，咽中干，两胫拘急而谵语"这些症状的患者，该怎么办？老师强调说："厥逆，咽中干，烦躁，阳明内结，谵语烦乱，更饮甘草干姜汤。"这一节，其意就是一个桂枝汤证＋虚的患者，学生让他吃了桂枝汤，病不轻反增加厥逆、咽中干、两胫拘急而谵语这些症状，老师开方子，让喝"甘草干姜汤"，而不是上边学生开的方子"桂枝汤加桂枝＋附子"。

"夜半阳气还，两足当热，胫尚微拘急，重与芍药甘草汤，尔乃胫伸。"

这个患者喝了甘草干姜汤后，后半夜过了阳气复还，两脚就暖和，两小腿肚还有点拘急，就再喝芍药甘草汤，不久之后小腿就能伸开不疼了。

"以承气汤微溏，则止其谵语，故知病可愈。"

这一节是说，如果天亮之后，也就是早上九点十点以后看到这个患者还有点发热、说胡话，就让他喝调胃承气汤，让他拉一些稀屎，就会好了。

笔者在谈鬼谷子一切按阴阳变化规律来办事之所言，特举出《伤寒论》以上这一条来说明仲景先生就是依阴阳变化来调整方子治病的，是缘于以下两点原因。

一是从这一条经文，并参读第二十九条经文，我们得告，先师仲景遇见疾病和疾病在失治误治之后，沉着应对，仔细辨识患者气血阴阳之变化，厘清病证，契合阴阳，在补阳气之时，弃学生之"附子"于不用，而改用"甘草（炙）"。这是因为，患者虽气虚，但虚不到用附子这大热药来补，而用炙甘草来补虚的同时调和干姜之峻烈气；同时，去掉学生加重用桂枝解表，桂枝加量，必发汗力增强，汗出必亡津液，阳随津液流失，又亡阳。这里足可见，仲景调和阴阳之机心！

二是喝药借天地阴阳气。上边这一节，仲景先生说"夜半手足当温，两脚当伸"，因为夜半为子夜时，子夜为胆经运转旺时，也即阳气来复之时，阳气来复，又喝了甘草干姜汤，此时手足就会暖和，两脚也伸开了。然后，仲景先生还说，"以承气汤微溏，则止其谵语"，注意，这喝承气汤时候是在喝罢甘草干姜汤，患者已觉手足温，两脚伸后，要再停一二个时辰观察一下，若患者此时胃气不和，或者有燥屎内结，其后便于大肠胃脾经旺时，也即卯至巳这一时间段，此间再喝承气汤。承气汤调胃，于脾胃大肠经旺时喝之，效果当佳。这里可见，仲景治病是多么倚重阴阳，又善用于阴阳啊！

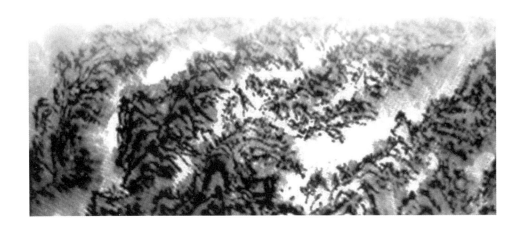

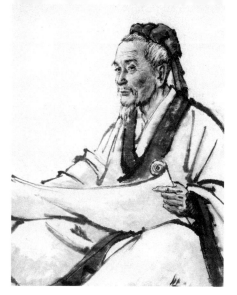

反应｜第二

《鬼谷子》有云："以无形求有声，其钓语合事，得人实也。"我们作为中医师，当然一定是从自己掌握的中医理论出发，通过望闻问切，诊断出患者真实的病证，然后依法立方，加以施治的。下边，我们看仲景先生是不是这样做的。

"以无形求有声，其钓语合事，得人实也。"

以上这句话，若不是出自《鬼谷子·反应》篇，读者一定会误以为这是出自《内经》，因为这几乎就是一条关于中医诊断的论述条文。难道不是么？若站在中医学的角度来理解这句话，其意思大略就是以"无形"的规律（中医理论）来求证"有声"的具象（症状反应），然后通过"问诊"等"四诊法"辨清"合乎"事情的（原委，即病因），从而可以得到与人、事相吻合的真相（具体证候）。我们作为中医师，当然一定是从自己掌握的中医理论出发，通过望闻问切，诊断出患者真实的病证，然后依法立方，加以施治的。下边，我们看仲景先生是不是这样做的。《伤寒论》有如下一条经文，第七十五条：

未持脉时，病人手叉自冒心，师因教试令咳，而不咳者，此必两耳聋无闻也。所以然者，以重发汗，虚，故如此。

一个患者来就诊了，老师还没把脉时，只见这个患者"手叉自冒心"。这是为何？《伤寒论》前边第六十四条有经文曰："病人叉手自冒心，心下悸，欲得按者，桂枝甘草汤主之。"诸君知道，这个叉手自冒心，也就是两手交叉捂住心口的患者，乃是得了心阳虚之证，怎么治疗他？仲景先生有方子，就是让患者顿服桂枝甘草汤。今天，老师又得遇这样一个患者，双手捂着心口有气无力地走来，观其形，料其病，此望诊也。经过望诊，师已知病情八九分，为进一步确认，"师因教试令咳"，也就是老师让患者咳嗽一下。这又是为何呢？因为老师先前料他是得了心阳虚之证，心阳虚弱，心火不能镇水，下焦之水易成邪上犯，其上犯则由三焦之路上冲了。"三焦者，阴阳气血之道也。"三焦经绕耳，若水邪上犯严重，则两耳不闻声响也。果然，患者"而不咳"。为什么老师会运用这一招？中医诊断之特色也，以形候神，以外候内也。患者不听从老师的话，不去作咳嗽声，"此必两耳聋无闻也"。这时候，老师就从这些症状判断了病因，是"发汗重"导致津液流失过多，阳随阴脱，阴阳两虚之故也。

以上这条经文，仲景先生以具体病例来说明中医诊断之特色，不正是契合鬼谷子上边之所言"以无形求有声，其钓语合事，得人实也"这句话的意蕴么！

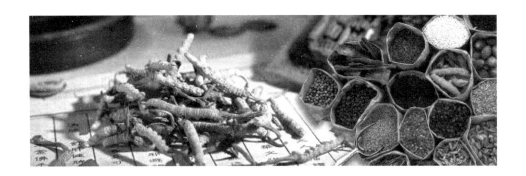

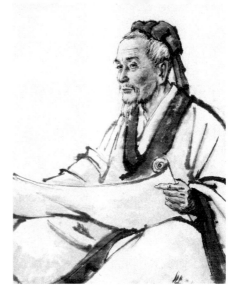

反应 | 第三

《鬼谷子·反应》篇有云："古善反听者,乃变鬼神以得其情。其变当也,而牧之审也。牧之不审,得情不明;得情不明,定基不审。"若我们理解其中意思,再去读《伤寒论》中那些"反治""误治"之类的条文,便能深刻领会到张仲景的良苦用心了。

初读《伤寒论》的朋友,会被一些条文中出现的"反下之"或"反汗之",以及一些误治失治的言辞所困惑,一时间会觉得张仲景治病大多是"试着来治",造成"这招不成,反用那招"的错误印象。其实,仲景先生之所以将一些反治、误治法提出来,并不是先生不会用方,倒多是从错误或相反的治法谈起,以使后世学生更好地明辨是非,仔细辨证,起到鉴别诊断作用,从而强调对证用方的重要性。

《鬼谷子·反应》篇有云:"古善反听者,乃变鬼神以得其情。其变当也,而牧之审也。牧之不审,得情不明;得情不明,定基不审。"说的是,古代善于从反面来听(来做)的人,可以改变鬼神,从而刺探到实情。他们随机应变很得当,对对手的控制也很周到。如果控制得不周到,得到的情况就不明了,心里底数就不全面。理解了这一层意思,我们再来读《伤寒论》里不厌其烦地说反治、误治后之类的条文，便能领会到仲景先生的良苦用心了。

一部《伤寒论》之中，仲景先生对一些疾病的诊断与用方，可以说是将一些疑似证或相关证逐一排除之后，然后才缉拿到"真凶"，对证用方的。这样做，能让后世学者在"乱花渐欲迷人眼"的复杂景象中，头脑清楚，一眼识得"桃是桃、杏是杏"，而不至于辨识不清，当个糊涂虫。这就要求，从反面或不同侧面对相似病证以鉴别，厘清眉目，辨证准确。我们还是举例说明之——

《伤寒论》第六十三条："发汗后，不可更行桂枝汤，汗出而喘，无大热者，可与麻黄杏仁甘草石膏汤。"

《伤寒论》第一百六十二条："下后，不可更行桂枝汤，若汗出而喘，无大热者，可与麻黄杏仁甘草石膏汤。"

诸君知道，以上二条是仲景论述"邪热壅肺证"的治法，即治以麻杏石甘汤。作者仲景在这里采取的方法，并不是从本证"邪热壅肺"的病因病机谈起然后才推出治方麻杏石甘汤的，而是抓住主要症状，从反面或不同侧面入手，鉴别诊断，一一排除，最后才确定正确治方的。

我们试来分析之——

此二条的主要表现症状为：一是出汗，二是喘，即条文中所列的"汗出而喘"。

那么，在《伤寒论》中，都有哪些汤证会表现出来汗出和喘呢？我们不妨列举在下。

一，麻黄汤证，其中有"喘"。

《伤寒论》第三十五条云："太阳病，头痛，发热，身疼，腰痛，骨节疼痛，恶风，无汗而喘者，麻黄汤主之。"

二，桂枝加厚朴杏子汤证，其中有"喘"。

《伤寒论》第四十三条云："太阳病，下之微喘者，表未解故也，桂枝加厚朴杏子汤主之。"

三，小青龙汤证，其中有"喘"。

《伤寒论》第四十条有云："伤寒表不解，心下有水气，干呕，发热而咳，或渴，或利，或噎，或小便不利，少腹满，或喘者，小青龙汤主之。"

四，葛根芩连汤证，其中有"喘"。

《伤寒论》第三十四条有云："太阳病，桂枝证，医反下之，利遂不止。脉促者，表未解也。喘而汗出者，葛根黄芩黄连汤主之。"

五，阳明里有大实热，因阳明大肠与肺相表里，实热会迫肺引起喘。

以上五证都有"喘"，我们来看仲景先生是如何站在反面或侧面的角度来论述该证的。

先看第六十三条，仲景起笔就写"发汗后"。这，提示已喝了发汗药，或麻黄汤或桂枝汤了，病仍没看好，这三字，便排除了葛根芩连汤证之"喘"了。原因：一是葛根芩连汤病因原为桂枝汤证误下之后得，今没误下而是直接喝了桂枝汤，"桂枝证"应该解除；二是"医反下之"应有"利不止"，第六十三条没有"利不止"，所以，第六十二条之喘症不是葛根芩连汤证。

"不可更行桂枝汤"，这一句是从"反面"来言的，因为此时应有医者怀疑此证还是表证而汗出喘，法应更服桂枝汤。这句的言外之意是，已听从有关医者那更喝桂枝汤的建议，用了桂枝汤不行，所以不可"更行桂枝汤"了，这一层表达出来的意蕴就是鬼谷子之所云"善反听者"，我们先从反面意见做起，让患者去服桂枝汤，得到的结论是"不可"，患者仍旧"汗出而喘"，那么就排除了桂枝加厚朴杏子汤证之"喘"了。

接下来这句"汗出而喘"，患者经过"汗后"，又经过喝桂枝汤后，不同意见听了，"更服桂枝汤"，结论是不可，患者仍"汗出而喘"，这样我们便"以得其情"——这个汗出不是桂枝汤证，这个喘也非桂枝厚朴杏子汤证，因为其有汗出，那么我们也顺便排除了麻黄汤证和小青龙汤证——因为，小青龙汤证为无汗，麻黄汤证也无汗，此时汗出，理当排除。

辨证到这时，患者"汗出而喘"，这是为何呢？

会不会是阳明实热呢？因为诸君知道，"阳明病，法多汗"，阳明实热有汗出；大肠与肺相表里，大肠内有实热会迫肺而喘。有汗出，有喘，那么此证是不是阳明实热呢？且来往下看，"无大热者"，注意，此时用词并不是

"身无大热"，而是"无大热者"，是说明身体可以有大热，但病因病机道明"无大热"，这是怎么回事？也就是说，患者根本就没有阳明里实里大热的，也许只是身体大热，并引起喘而发汗的病因病机里边是"无大热者"，这一句，就是排除了阳明里实里热之出汗喘。这一句"无大热者"，可以接合第一百六十二条来看——

《伤寒论》第一百六十二条，起笔便是"下后，不可更行桂枝汤"云云，下边的字句基本与第六十三条相同，都是论述邪热壅肺证的。这一条，直接便排除了阳明里大实大热证。因为其起笔便说"下后"，也就是这病原有医生诊断为阳明里实热，让患者服过承气汤之类的，是用了"下法"治过的，病并没有好。

二条结合来看，"下后"与"无大热"，便是排除了阳明里实热证之汗出而喘了。特别是"无大热"三字，而非用"身无大热"，可谓仲景先生之良苦用心。他是在告诉我们，此患者出汗而喘的病因病机不是阳明大实热引起的啊，是"无大热"啊！切记，切记，要辨明其病机——无大热！

综上，我们可以清晰地看出仲景先生是如何先从一个证的相似证入手，"善反听者"，先让一切可能的治法都给你治治看，然后一个接一个排除掉，"以得其情"，才获得了最为正确的诊治方法——邪热壅肺证，治以麻杏石甘汤的啊。

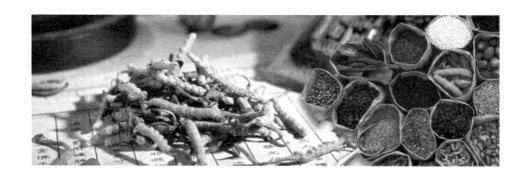

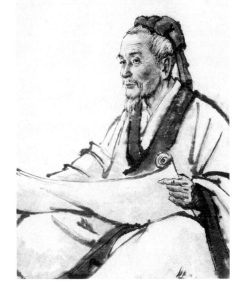

内楗｜第一

《鬼谷子·内楗》篇有云："详思来楗，往应时当也。夫内有不合者，不可施行也。"一部《伤寒论》，张仲景疗治诸病，可谓效如桴鼓。这都是先生思考或集先贤之智慧得来的打开疾病之"楗"，是应用"时当"的。当然在《伤寒论》中，张仲景也提到一些方子不适合某些疾病使用，"夫内有不合者"，"不可施行也"。这，便是一些方子，比如桂枝汤、麻黄汤等方剂的禁忌证。下边，我们还是举例说明——

《鬼谷子·内楗》篇有云："详思来楗，往应时当也。夫内有不合者，不可施行也。"何谓楗？楗者，竖插在门闩上使闩拨不开的木棍也。若此句用于医家事，便可以是言破解疾病的"钥匙"。详思来楗，即是要周密思考来破解疾病的"门栓"，使所开出的方子契合疾病。"夫内有不合者"，假如说所开的处方不符合疾病之病因病机的实际情况，"不可施行也"，就是不可以给患者服用。

一部《伤寒论》，仲景先生开出了一百一十三个处方疗治诸病，可谓方证对应，效如桴鼓。这都是先生思考或集先贤之智慧结晶得来的打开疾病之"楗"，是应用"时当"的。当然，在《伤寒论》中，先生也提到一些方子不适合某些疾病治用，"夫内有不合者"，"不可施行也"。这，便是一些方子，比如桂枝汤、麻黄汤等方剂的禁忌证。我们还是举例说明。

《伤寒论》第十六条有云："桂枝本为解肌，若其人脉浮紧，发热汗不出者，不可与之也。常须识此，勿令误也。"

这一条，便是言桂枝汤的禁忌。

大家知道，桂枝汤本为太阳中风用药。何谓"太阳中风"？就是风邪侵袭人体，风主疏，人体体表感受风邪后，毛孔腠理开；毛孔腠理开，人就易出汗；风邪伤人，人之体内正气必然奋起抗邪，正邪交争于体表，故而易高热；风邪袭表，人受风邪侵扰，是故人怕风。《伤寒论》中有经文"太阳病，发热，汗出，恶风，脉缓者，名为中风"，其中言明中风证脉象为"缓"。因为太阳病，主脉为浮，故中风证脉象为"浮缓"。为何"浮缓"？还是胡希恕先生的一个比喻恰当——"'脉缓'，缓者和紧脉是对脉，这个紧脉就像烟卷一样，裹得很紧，你要是倒出去一半，这个烟卷就是缓了，你按着软、不大的，就不是那么硬了，这叫缓。为什么脉缓呢？就是因为出汗了，水分丧失一部分了，所以这个脉一按就缓了。"脉缓主因是汗出。所以，这个证与麻黄汤证的最大不同点即在"汗"。因为，人若出汗不停，阴液必失，桂枝汤中有芍药与大枣，敛阴养营，补充汗液，使桂枝与生姜相配，发散病汗的同时，人体自身之阴液不致损少。所以，桂枝汤证这个证体内有虚，但也不是太虚，只是虚了一点，邪陷肌肉之中，因此要用芍药、大枣补阴液，增正气；体内正气足，桂枝、生姜发表，病汗就排出。这样，在肌肉里的病邪就被祛除了。这，即谓解肌。

今这个患者脉浮紧，说明体内阴液充足，寒邪袭表，寒邪势力大，寒郁体表，使人头疼，身疼，腰疼，骨节疼，发热汗不出，这时就不能喝桂枝汤。因为这个患者不出汗，体内精气充足不能布达体表，若再用芍药、大枣敛阴养营，实实相加，就酿成大患。此时，患者急需通过发汗以祛邪，所以就不能与桂枝汤。这，就是"内有不合者，不可施行也"。故尔，仲景先生告诫后学，常须识此，勿令误也！

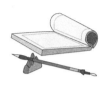

第四辑
经方中的其他兵法思想

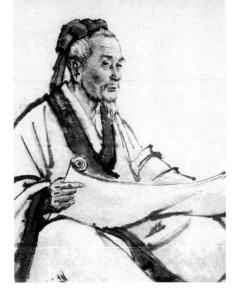

第一 | 经方中隐含的"一箭双雕"之策

"一箭双雕"此计法之厉害处，便是在于"只着一招，而取双效"。其实，此计法所表现的思想内涵，早在东汉时期，医圣张仲景就已用之。比如，在表证里证病机关系密切，且里证不是大虚大实证时，仲景便以一方祛除表里两证，实可谓是"一箭双雕"也。

唐代李延寿《北史·长孙晟传》载："尝有二雕飞而争肉，因以箭两枝与晟，请射取之。晟驰往，遇雕相攫，遂一发双贯焉。"长孙晟，字季晟，南北朝周时洛阳人，善于射箭。当年，北周皇帝为了安抚北方突厥部，遂决定派箭术一流的长孙晟护卫公主下嫁突厥首领摄图。摄图因慕长孙箭法，留其居住，并常邀去打猎。一次，二人行猎，忽然摄图望见空中有二雕争肉，便连忙取出二箭递于长孙晟。长孙晟策马驰去，正遇二雕相攫，便取一支箭射下二雕。

后来，"一箭双雕"常被当作一计策为兵家所惯用。其实，单就"一箭双雕"此计法之"只着一招，而取双效"的思想内涵来讲，早在东汉时期，医圣仲景先师在行医施术中，已尝用之矣。

当表证里证病机关系密切，且里证不是大虚大实证时，仲景先师便以一方祛除表里两证，也可谓"一箭双雕"。

比如《伤寒论》第三十八条："太阳中风，脉浮紧，发热恶寒，身疼痛，不汗出而烦躁者，大青龙汤主之。若脉微弱，汗出恶风者，不可服之，服之则厥逆，筋惕肉瞤，此为逆也。"第三十九条："伤寒脉浮缓，身不疼，但重，乍有轻时，无少阴证者，大青龙汤发之。"

分析以上两条经方，可知其人非单有发热恶寒之表证，还有风寒（湿）邪入里化热，扰乱心神之烦躁之里证。明代医家方有执有言："风伤卫，寒伤营，风寒两伤大青龙。"是说，这大青龙证乃是风邪、寒邪二邪伤人，致营卫同病，表有风寒之邪，里有火热之邪也。清代医家吴谦《医宗金鉴·伤寒心法要诀》有云：

风寒营卫同病脉证

中风浮紧遍身痛，头疼发热恶寒风，

干呕无汗兼烦躁，伤寒身重乍时轻，

浮缓呕逆无汗喘，头疼发热恶寒风，

烦躁而无少阴证，营卫同病大青龙。

【注】中风谓风伤卫之病也。头疼发热，恶风恶寒，干呕，中风之证也。浮紧，寒伤营之脉也。身疼痛，寒伤营之证也。今以中风之病而得伤寒之脉与证，更兼不汗出之表实、内热之烦躁也。伤寒，谓寒伤营之病也。身重不痛，乍有轻时，风伤卫之证也。浮缓，风伤卫之脉也。呕逆无汗而喘，头疼发热，恶寒恶风，寒伤营之证也。是以伤寒之病而得中风之脉与证，更兼太阳无汗内热之烦躁也。而无少阴证，谓无身重但欲寐之证也。营卫同病，谓风寒中伤营卫同病也。二证皆无汗实邪，故均以大青龙汤发之。

对于这种既有表证也有里邪，且表里同病的证候，仲景只以一方治之。

现且还以外有表邪里有热邪为例，仲景开出的那一个方子便如以上口诀说是大青龙汤方。

大青龙汤方

麻黄六两，去节　桂枝二两，去皮　甘草二两，炙　杏仁四十枚，去皮尖　生姜三两，切　大枣十枚，擘　石膏如鸡子大，碎

当然，像这种"一箭双雕"，即"一方治表里两证"的治法，在《伤寒论》中还有诸如小青龙汤，治外有表邪里有水饮，五苓散，治外有表邪里有热水互结之证等等。总之，仲景先师用此所谓"一箭双雕"之计策，可谓多矣！

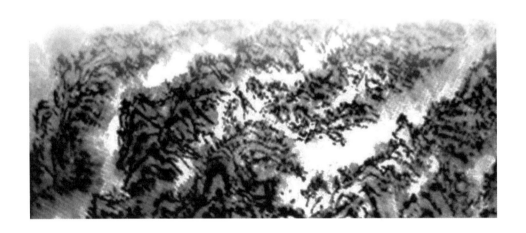

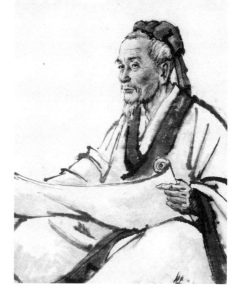

第二 | 经方中的"选兵择将"之妙

刘伯温《百战奇略》有云:"凡与敌战,须要选拣勇将锐卒,使为先锋。法曰:'兵无选锋,曰北。'"本文就依据刘伯温此条兵法言,来着重阐述经方之择药之妙处。

刘伯温《百战奇略》有云:"凡与敌战,须要选拣勇将锐卒,使为先锋。法曰:'兵无选锋,曰北。'"按笔者理解,这一句兵家言的意思,也就是说,每每与敌人开战,皆要根据敌方实情来"选拣勇将锐卒",如果"兵无选锋",那就会失败。这有一比,假若敌方来的是空中机群偷袭,我方就要拣选精锐炮兵应敌,倘若此时我方不明就里便出动装甲部队应战,哪怕就是再"勇将锐卒",也是要败北的。因此,此条兵家言中所谓的"勇将锐卒",就应是那些能克敌制胜之士,否则,法曰"北",也即败。其实,刘伯温这一兵家之论,在医事也同样适用。大家知道,中医最讲究"对证用药",如果选不对药,非单不能治病,还有可能加重病情也。从这一层面上来讲,中医师的每一次遣药组方,都"须要选拣勇将锐卒"也。试想药物那么多,唯有"对证"择选药物,组成方子,才可以手到病除。然而,"对证用药"这四字,说来简单,运用起来却是相当难。纵观东汉仲景先师用药,每每恰如其分,不用去说有"伤寒正局"之称的麻黄汤四味药之选用，且来琢磨玩味以下三条经方，仲景先师遣药组方之高妙处，也可窥见一斑。

第三十六条："太阳与阳明合病，喘而胸满者，不可下，宜麻黄汤。"

第三十二条："太阳与阳明合病者，必自下利，葛根汤主之。"

第三十三条："太阳与阳明合病，不下利，但呕者，葛根加半夏汤主之。"

以上三条同为太阳与阳明合病，也即辨病时，皆可辨为"太阳与阳明合病"。

为了能深入体会仲景先师用药之机玄，我们还是要从分析以上三条的病机入手。

何谓"太阳与阳明合病"？即太阳表证＋阳明里证之中的大便问题。而上述三条经文所言之症状，尤分别以"喘而胸满"（第三十六条）、"自下利"（第三十二条）和"不下利，但呕"等为主要症状表现，这又是为什么呢？下边，我们逐一解析。

一，"喘而胸满"。"喘"，为太阳伤寒，寒邪闭表，卫闭营郁，肺气宣发升降失调所致；"满"者，为寒邪袭表，表闭卫郁，肺气肃降功能失司，肺气不利造成。

二，"自下利"与"不下利，但呕"。——为何会出现"必自下利"或"不下利，但呕"？是由于阳明经表受邪之后，阳气奋起抗邪，不能顾护于里，里气下降失调所致。当里气下陷，则成"自下利"；里气上逆即"呕"。

既然已明了三条经文之病机，那么，我们再逐一对证体会仲景用药之妙。

第三十六条：

太阳与阳明合病，喘而胸满者，不可下，宜麻黄汤。

麻黄汤方

麻黄三两，去节　桂枝二两，去皮　甘草一两，炙　杏仁七十个，去皮尖

在这一条中，症状有"喘而胸满"，是提示此条合病中，太阳病偏重，

至于阳明里证之不大便等症状，则是由肺气不利，肺与大肠相表里而使然。因此，仲景开方为麻黄汤，貌似只对准太阳表证主症用药，并没顾及阳明里证之问题，这是因为麻黄汤中的麻黄既可发散风寒，又可宣肺平喘，杏仁也有平喘之功用，重点解决了肺的问题，肺气畅达，大肠之气便畅利，其阳明症状便自解也。这，便是医圣用药，并不是面面俱到，而是有针对性地"选拣勇将锐卒，使为先锋"，打败病邪。

第三十二条：

太阳与阳明合病者，必自下利，葛根汤主之。

葛根汤方

葛根四两　麻黄三两，去节　桂枝二两，去皮　生姜三两，切　甘草二两，炙　芍药二两　大枣十二枚，擘

在这一条中，本也是太阳与阳明合病，但突出症状是"必自下利"，这就提示我们，此条之病有清气下沉的问题。是什么导致清气不升反降？当然是太阳病之寒气过重，寒主下，引起阳明之问题了。因此，仲景在桂枝汤内加入麻黄以促发汗解表，并加入一味葛根，不但助清热发表，还提升清阳止下泻也。这病不是寒气重吗？仲景就在桂枝汤的基础上，加发汗力强的麻黄来祛寒解表；这病不是有清气下沉导致的"自下利"吗？仲景就加葛根提拔清阳之气。对证用药，真正体现拣选兵将之妙也。

第三十三条：

太阳与阳明合病，不下利，但呕者，葛根加半夏汤主之。

葛根加半夏汤方

葛根四两　麻黄三两，去节　甘草二两，炙　芍药二两　桂枝二两，去皮　生姜二两，切　半夏半升，洗　大枣十二枚，擘

这一条中，患者"不下利，但呕"。这就提示我们，这个患者里气紊乱，仲景用葛根汤解表调里气，同时，又在葛根汤中加一味温性药"半夏"，降逆止呕。生姜本也是治呕之"圣药"，原方葛根汤中已有，故不加。

以上三方，皆可谓药尽其用，各得其妙。

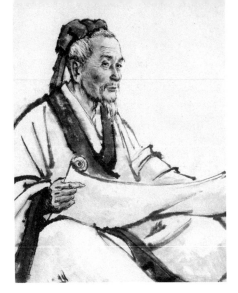

第三 | 经方中的"兵来将挡，水来土掩"

在临床上，如果我们碰见一个患者既有发热不汗出的伤寒，又有营阴虚弱之证。用麻黄汤发汗吧？里边营阴不足。用桂枝汤补充营阴吧？患者又不汗出。这时候，该怎么办？"兵来将挡，水来土掩"也。

《三国演义》第七十三回："关羽攻樊城，曹仁欲坚守不出。参谋满宠谏曰：'吾素知关羽勇而有谋，未可轻敌。不如坚守，乃为上策。'骁将夏侯存曰：'此书生之言耳。岂不闻水来土掩，将至兵迎？我军以逸待劳，自可取胜。'曹仁从其言，令满宠守樊城，自领兵来迎关羽。两军各有胜负。"此便是"水来土掩，将至兵迎"的来历。

其实，民间更乐意将这句话说为："兵来将挡，水来土掩"。

细按其意，大概不应该是"杀鸡用牛刀""鸡蛋碰石头"之举，而是类似于东汉医家仲景先师所惯常用的对准主症、对证用方之法。如此说来，"兵来将挡，水来土掩"之策的运用，就应该更早地归属到仲景先生这里了吧（一笑）。诸位知道，在《伤寒论》"辨太阳病脉证并治上"篇内，仲景论及太阳表证为有汗与无汗两大类，无汗用麻黄汤，有汗用桂枝汤，分别加以施治。但是，在实际临床上，常有"麻黄汤证延久不治，又有营阴虚弱"也，即既有发热不汗出的伤寒，又有营阴虚弱。用麻黄汤发汗吧？里边营阴不足，不敢过量发汗。用桂枝汤补充营阴吧？患者又不汗出，是麻黄汤也用不得，桂枝汤也用不得的太阳病表证。这时候，该怎么办？"兵来将挡，水来土掩"也。

何谓"兵来将挡，水来土掩"？

就是"兵"来啦，我就用"将"挡；"水"来啦，我就用"土"掩，自得其法也。仲景先师早就有此法解决过一些看似"棘手"的问题。不是么？且来看《伤寒论》第二十三条：

太阳病，得之八九日，如疟状，发热恶寒，热多寒少，其人不呕，清便欲自可，一日二三度发。脉微缓者，为欲愈也；脉微而恶寒者，此阴阳俱虚，不可更发汗、更下、更吐也；面色反有热色者，未欲解也，以其不能得小汗出，身必痒，宜桂枝麻黄各半汤。

这一条，就是咱们上边说的，患者既有不发汗而发热的伤寒证，又有营阴虚弱之患，是麻黄汤也用不得，桂枝汤也用不得的太阳表证也。为真正明了其意，我们现还是先分析此条经文——

太阳病得之八九日，已过了自愈病程，"如疟状"。何谓"如疟状"？首先要明白疟疾何状。疟疾者，一来寒热错杂，二来阵发。针对以上经文，发热恶寒，热多恶少，并非是寒热错杂；倒是后边有"一日二三度发"，像是疟疾"阵发"之特点也。"其人不呕"，说明太阳病未传入少阳，因少阳有邪必犯胃起呕，今不呕，便是没传少阳也。"清便欲自可"，"清便"即解大小便，"欲"同"续"，此句应解为大小便连续正常之意。那也就是说明，太阳之邪没传阳明也。"脉微缓者，为欲愈也"，这节经文的关键是解"脉微缓"。"脉微"一般提示阳虚，此处脉微缓，是因了《内经》论脉"大则病进，小则平"之言。是故，脉现微缓之象，提示证候向安。然而，"脉微而恶寒者，此阴阳俱虚"也，实乃"发汗后恶寒者，虚故也"（《伤寒论》第七十条）。此处脉微，则是阳虚；又因太阳病程已长，营阴必伤，阴也必虚也。"面色反有热色者，未欲解也，以其不能得小汗出，身必痒"，所谓热色便是脸发红，没有小汗出，又是小寒邪闭表，故气血是通又未通之状，不通则痛，半通不通为痒，也可谓"寒重则痛，寒轻则痒"也。

综上症状有三：一曰发热恶寒，热多寒少；二曰面赤；三曰身痒。此为伤寒日久，无汗，且营阴被伤之患。咋办？上边咱们不是说了，"兵来将挡，水来土掩"嘛。既然有发热恶寒，那就用上麻黄汤发汗解表；既然营阴不足，那就用上桂枝汤。因此，仲景先师开方为桂枝麻黄各半汤。

陶华在论这条经文时说，仲景之意，盖以"得之八九日，如疟状，发热恶寒，热多寒少"十六字为自初至今之证，下文则要分三段来看：一是"其人不呕，清便欲自可，一日二三度发。脉微缓者，为欲愈也"。此是表和无病，而脉微者，为邪气微缓也，阴阳同等，脉证皆向安之兆，可不待汗，而欲自愈。二是"脉微而恶寒者，此阴阳俱虚，不可更发汗、更下、更吐也"。此一节，宜温之。三是"面色反有热色者，未欲解也，以其不能得小汗出，身必痒，宜桂枝麻黄各半汤。"此一节，必待汗而愈，宜桂枝麻黄各半汤。

桂枝麻黄各半汤方

桂枝一两十六铢，去皮　芍药　生姜切　甘草炙　麻黄去节，各一两大枣四枚，擘　杏仁二十四枚，汤浸，去皮尖及两仁者

上七味，以水五升，先煮麻黄一二沸，去上沫，内诸药，煮取一升八合，去滓，温服六合。本云：桂枝汤三合，麻黄汤三合，并为六合，顿服。将息如上法。

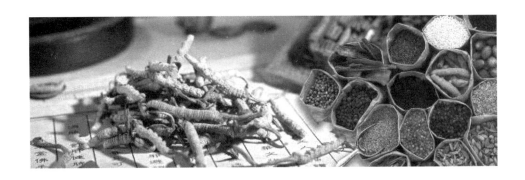

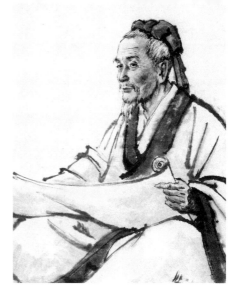

第四 | 经方中的"恩威并济"之术

《伤寒论》中有一道附子泻心汤。方中附子为大热药，为补；三黄，即大黄、黄连、黄芩，皆为清热药，为泻。方子是一边补一边泻，攻补兼施，"恩威并济"，真得黄石公术之妙意！

恩威并济，作为御将统众之术，常为兵家使用。

《黄石公三略》有云："主，不可以无德，无德则臣叛；不可以无威，无威则失权。"《三国志·吴书·周鲂传》载："鲂在郡十三年卒，赏善罚恶，恩威并行。"此术，非但惯用于兵家，也往往被医家用。比如张仲景《伤寒论》中便有这类似于"恩威并济"的方子。

且来看，《伤寒论》第一百五十五条：

心下痞，而复恶寒汗出者，附子泻心汤主之。

附子泻心汤方

大黄二两　黄连一两　黄芩一两　附子一枚，炮，去皮，破，别煮取汁

上四味，切三味，以麻沸汤二升渍之，须臾，绞去滓，内附子汁，分温再服。

此条经方，道的是什么？

略通《伤寒论》的人也许会知道：热痞兼肾阳虚证及其治法矣。

那么，什么叫"热痞"？热痞，即为仲景书中之心下痞证。何谓"心下痞"？来看《伤寒论》第一百五十一条："脉浮而紧，而复下之，紧反入里，则作痞，按之自濡，但气痞耳。"试分析之，"脉浮"，当为表证；紧脉，主寒；"脉浮而紧"，可见是伤寒。其人伤寒，当用汗法。"而复下之"，意即反而用了下法，便是误治也，这时候出现"紧反入里"。"紧"，指紧脉，代寒邪，也就是寒邪入里化热，"则作痞"。"痞"者何？痞与满相对，满是他觉症状，为胀满；痞乃一种自觉症状，为堵塞不通之感。因为，此处热邪并没有与有形的病理产物相结，"按之自濡"，"濡"者，软也，也就是按着发软，不硬。"但气痞耳"，仅仅是一气痞罢了。气痞，也即是热邪余扰的热痞，因病位在心下，故又名"心下痞"。

"心下痞，而复恶寒汗出者"，是说其人有热痞，并且还恶寒汗出。

为什么"恶寒汗出"？一，是表证吗？显然不是，因为其人并没见脉浮，也没见有颈项痛、诸身痛等表证特征。二，为什么恶寒？恶寒，当然是阳虚，阳虚表阳不固，当然也会汗了。三，那是哪里阳虚？以方测证，方中有附子，定当是肾阳虚无疑。

综上，这是一个热痞，兼有肾阳虚的证候。肾阳有虚，则下焦必寒；热痞在心下，则中焦为热。上热下寒，寒热错交。这个病证够狡猾的！不是么？"上边"热着，"下边"冷着，若是一个人儿，也是"两幅脸儿"，俗话称这种人儿，就是"给点阳光变灿烂，打一巴掌就退缩"矣。怎么办？且看仲景先师之"术"：

附子泻心汤方

大黄二两 黄连一两 黄芩一两 附子一枚，炮，去皮，破，别煮取汁

上四味，切三味，以麻沸汤二升渍之，须臾，绞去滓，内附子汁，分温再服。

诸君知道，附子为大热药，为补；三黄，即大黄、黄连、黄芩，皆为清热药，为泻。方子是一边补一边泻，攻补兼施，"恩威并济"，便将此证候"收拾"得服服帖帖了，真得黄石公术之妙哉！

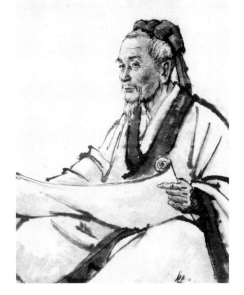

第五 | 经方中的"姜太公之策"

敌人四面围我，我为之奈何？姜太公有云，暴用之胜，四武冲阵，以武车骁骑惊乱其军而疾击之，可以横行。这样的兵法思想，在《伤寒论》生姜泻心汤方中也有所体现。

《太公六韬》有云：

"武王问太公曰：'敌人围我，断我前后，绝我粮道，为之奈何？'

太公曰：'此天下之困兵也。暴用之则胜，徐用之则败。如此者，为四武冲阵，以武车骁骑惊乱其军而疾击之，可以横行。'

武王曰：'若已出围城，欲因以为胜，为之奈何？'

太公曰：'左军疾左，右军疾右，无与敌人争道。中军迭前迭后，敌虽众，其将可走。'"

以上说的是，敌人四面围我，我方该如何应对的方法，即姜太公所云，暴用之胜，四武冲阵，以武车骁骑惊乱其军而疾击之，可以横行。何谓"四武冲阵"？"武冲"是古代一兵种，即配备了大扶胥的武装。大扶胥，即古代大的战车。四武冲阵，就是四面用这种配备了大战车的兵去突击，以抵制或扰乱四围之众。"若已出围城，欲因以为胜，为之奈何？"姜太公的办

187

法是，在左右突击的同时，使中军运动起来，"迭前迭后"，其将可走（也就是说敌人的将领就被打退了）。

若此法运用于医道，便颇似于仲景先师《伤寒论》第一百五十七条所云：

伤寒汗出，解之后，胃中不和，心下痞鞕，干噫食臭，胁下有水气，腹中雷鸣，下利者，生姜泻心汤主之。

诸君请看这个患者，原是伤寒外感已经汗解，只因胃中不和，两胁下有水气，导致上边"干噫食臭"，何谓"干噫食臭"？噫，就是嗳气；食臭，就是食物的味道。下边"腹中雷鸣"即肠鸣音亢进，还有"下利"。又因"胁下有水气"，定然会有两胁微疼之症。中间部位，即心下，还有"痞鞕"，注意此痞硬当是自觉症状，绝不同于"按之石鞕"之结胸证也。

经过分析可知，这个患者嘴里不住嗳气，发出不消化食物的味道；腹中雷鸣，还拉肚子；两胁又微疼；心下还有痞硬之感。以上各症状绕身，若且一个比喻来讲，就是典型的"敌人围我"之困兵局。

怎么办？且来看仲景先师开出的方子：

生姜泻心汤方

生姜四两，切　甘草三两，炙　人参三两　干姜一两　黄芩三两　半夏半升，洗　黄连一两　大枣十二枚，擘

上八味，以水一斗，煮取六升，去滓，再煎取三升，温服一升，日三服。

这个方子以"黄芩黄连＋干姜生姜＋参枣"组成"武冲"，药力四面八方"冲击"。此即黄连、黄芩可清热，以消胃热，胃热既除，胃降浊则干噫食臭自去；半夏、生姜祛痰消水，两胁水患可解，则两边胁下痛可除矣；且生姜化饮消水，调和胃气，半夏消痰助脾运，半夏干姜连用不但可以辛开，还可增中焦斡旋之功力，下利便解矣；况且黄连、黄芩也可消热邪，半夏生姜消痞除水，"心下痞鞕"自解；人参、甘草、大枣，可补中焦气血，使中焦脾胃强劲，中焦脾胃向好，中焦气机必利，斡旋机能正

常，脾升清胃降浊，正是"中军迭前迭后，敌虽众，其将可走"，病患尽除了。

太公、仲景二先贤，英雄之见略同矣！

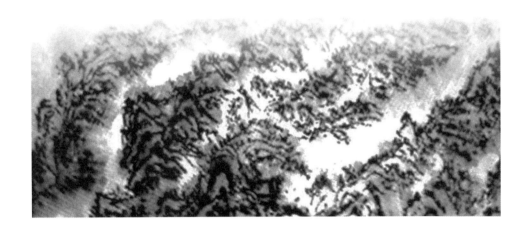

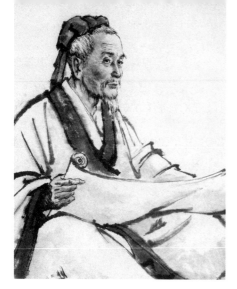

第六｜经方中的"六韬之术"

《六韬·奇兵》有道："不知战攻之策，不可以语敌；不能分移，不可以语奇；不能治乱，不可以语变。"诸君知道，相同的症状，因病机不同，施治的方法便异。所以一个医家首先就要学会诊断，理清病机，反之，则正所谓"不能治乱，不可以语变"；然后法随证出，确定治法，不然则是"不知战攻之策，不可以语敌"也；最后才依据治法，遣药组方，否则"不能分移，不可以语奇"也。

《六韬·奇兵》有道："不知战攻之策，不可以语敌；不能分移，不可以语奇；不能治乱，不可以语变。"意思即为，不知道攻战之策略，就谈不上对敌作战；不能够排兵布阵，就谈不上出奇制胜；不能明辨治乱，就谈不上应变。

姜子牙此说，若用解于医道，也可谓精妙。《素问·生气通天论》有云："阴平阳秘，精神乃治，阴阳离决，精气乃绝。"如果不懂得阴阳平衡，怎么去诊断疾病？倘若不能遣药组方，怎去治病？假如不能确定治法，又怎么去抗敌？

诸君知道，相同的症状，因病机不同，施治的方法便异。所以一个医家首先就要学会诊断，理清病机，反之，则正所谓"不能治乱，不可以语变"；然后法随证出，确定治法，不然则是"不知战攻之策，不可以语敌"也；最后才依据治法，遣药组方，否则"不能分移，不可以语奇"也。

通读《伤寒论》三百多条、一百多张方子，不乏症状相同或近似的证候，然仲景先师以六经辨证之方法，分证论治，使后学者了然不惑。其间的辨证论治思维，不少与姜尚先贤上论有异曲同工之妙也。

我们还是举例说明之——

比如同为"渴欲饮水，小便不利"之症状吧，在《伤寒论》中，随手就可捻来两个汤证有之，一曰五苓散证，二曰猪苓汤证。试来看《伤寒论》第七十一条："太阳病，发汗后，大汗出，胃中干，烦躁不得眠，欲得饮水者，少少与饮之，令胃气和则愈。若脉浮，小便不利，微热消渴者，五苓散主之。"第二百二十三条："若脉浮，发热，渴欲饮水，小便不利者，猪苓汤主之。"

上边两条，第七十一条有云，"小便不利，微热消渴"。消渴，即是不停喝水不停渴。第二百二十三条有曰，"渴欲饮水，小便不利"。二条皆有小便不利、渴欲饮水之症状，然而仲景先师施治的方子，一为五苓散，一为猪苓汤。何也？病机异哉！病证也异哉！当然，治疗的方子就不同啰！

或许诸君会问，你怎么知道二者之不同？

仲景先师告诉我的呀（一笑）。不信么？大家且先来看第七十一条，作者起笔就说"太阳病"，这病要记清是太阳病，即告诉我们，一是病证原是个表证，二为病邪是从太阳来，它是个源头，如果出现小便不利，说明太阳病邪已循太阳经脉入里化热，与下焦之水互结，热水二邪互结，膀胱气化不利，所以才会有小便不利。也正因为热水二邪互结，膀胱气化功能受损，津液便不能输布上承，致使"消渴"。综上，我们得知，此条之小便不利、渴欲饮水之症是由于太阳表邪入里化热，此时热并不重，与下焦之水互结所致，并且此时患者还有"脉浮"提示表证仍在，"微热"说明还发热，也即有表证。

然后，我们再来看第二百二十三条。

此条，原在阳明病篇，说明此病原是阳明病，这一点，我们也要记清。它提示我们，一此病本是阳明病，二病邪从阳明来。阳明病当是热盛，"脉浮"，此处浮脉当为主热，提示里热盛。若小便不利，则是提示阳明盛热之邪已循经入下焦，下焦乃是水液代谢的重要场所，阳明热邪下行与水互结，必然致使膀胱气化不利，膀胱气化不利使津液不能上承输布，势必引来口渴。另外，因为阳明热盛，盛热必耗津液，津液不足，当然也会引来口渴。综上，此条之小便不利、渴欲饮水之症是由于阳明盛热入里，与下焦之水互结所致。同时，因为阳明热盛，下焦又为肾之居所，盛热必伤肾阴。因此，此条言外之意，当必有阴伤之证。

通过仲景先师的六经辨证，我们首先得知的是，二者病源不同，即邪气来路不同，即第七十一条源自太阳病邪，第二百二十三条源自阳明病邪，阳明病热邪当然要盛些；其次得知二者病机不同；另外还有其他兼证也异。

怎么治疗？

仲景先师给方——

第七十一条，治以五苓散。

五苓散方

猪苓十八铢，去皮　泽泻一两六铢　白术十八铢　茯苓十八铢　桂枝半两，去皮

上五味，捣为散，以白饮和服方寸匕，日三服。多饮暖水，汗出愈。如法将息。

第二百二十三条，治以猪苓汤。

猪苓汤方

猪苓去皮　茯苓　泽泻　阿胶　滑石碎，各一两

上五味，以水四升，先煮四味，取二升，去滓，内阿胶烊消，温服七合，日三服。

为什么仲景先师会开出以上二道方子？

这是因为，第七十一条是太阳表证仍在，且太阳病邪已入里化热与水互结，因此用桂枝解表，以泽泻、猪苓、茯苓淡渗利水，同时用一味白术

健脾运湿。第二百二十三条是阳明热证在下焦，故以泽泻、猪苓、茯苓淡渗利水，用滑石利窍清热祛湿，同时用一味阿胶来补肾阴。

仲景先师这一套辨证论治的方法，不正是姜太公之上述兵法的很好诠释么！

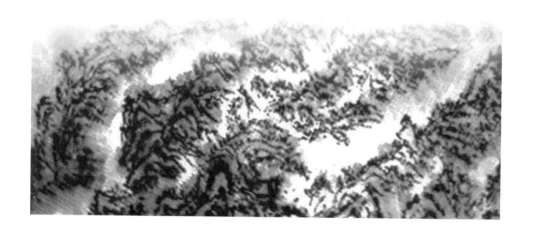

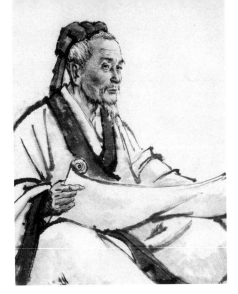

第七 | 经方中的"一举三得"

《伤寒论》中小柴胡这一剂汤药，解决太阳、阳明和少阳三种病，即"三阳合病"，不正是"一举三得"吗！

"一举三得"，可谓兵家之高明术。

若一个打仗的，击一点而破三招，用兵如神，当然是要进兵史的。比如粟裕将军就曾有一个著名战例——"攻黄（桥）、救邵（伯）、打援"，留下军事之美话。搞建筑的，若能想起一个点子而解三个难题，也当属奇思妙构。比如沈括《梦溪笔谈》就曾载，宋贞宗年间，有一个名叫丁渭的大臣，在建造宫室时，采取"挖沟取土，解决土源；引水入沟，运输建材；废土建沟，处理垃圾"的施工方案，一举三得，颇得世人称赞。

那么在《伤寒论》中，有没有这"一举三得"之经方呢？

当然有，并且还不少。今儿择一条论之，请看《伤寒论》第九十九条：

伤寒四五日，身热，恶风，颈项强，胁下满，手足温而渴者，小柴胡汤主之。

明眼人一看，便诊出了此为"三阳合病"。

不是么？你看这个患者，"伤寒四五日"，得了伤寒已经四五天了，快要

194

到伤寒病程自然结束之时，"身热，恶风"，说明他还有表证，"颈项强"，提示他现时病邪已侵阳明。为何有这般诊断？是因阳明经过颈之两侧也，现患者既"颈项强"，便说明阳明经已受邪，故使其强也。"项"，即后脖子，"项强"说明邪在太阳；而"颈"，即脖子，"颈强"，则提示是邪在阳明也。"胁下满"，胁下为少阳经脉所过之处，胁下满，则是邪在少阳。"手足温而渴者"，手足，胃脾之所主，现"温"，定是邪入胃脾化热所致。那么是入胃还是入脾？一个"渴"字，便道明是邪入胃而化热了。因为胃热必渴，脾热不渴，原因当然是胃为盛水之器也。然后再倒回头来一看，好家伙，这个患者，一是有太阳病，"身热，恶风"，"项强"；二是有阳明病，"颈强"，"手足温而渴"；三是有少阳病，"胁下满"。

怎么办？且看，仲景先师给方：小柴胡汤也。

小柴胡这一剂药，解决太阳、阳明和少阳三种病，即"三阳合病"，不正是"一举三得"吗！

那么接下来，我们是否会问一句"为什么"呢？

这是因为，少阳经腑皆处人之旁侧，位置半表半里，有中枢之要，在外可以连太阳之表，在里可以通阳明之里、太阴之里。小柴胡汤，寒热共享，攻补兼施，解中枢之郁之同时，在外可以解太阳之表气，在里可以泄阳明之里热也。这，又是为何？因为，少阳之郁既解，三焦必畅，三焦畅，则上焦阳气输布有致，即肺的功能正常，太阳之表邪自解了；又因少阳之邪祛除，胆腑热去，自然不再犯胃；胆经有邪也去，自然也就不太再传太阴。是故，一剂小柴胡，一举三得也！

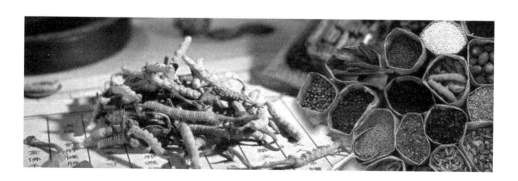

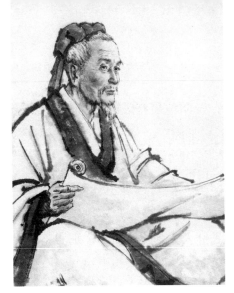

第八｜经方中的兵家思维

细按"虚人伤寒建其中"，不亦暗含着"兵马未动，粮草先行"的兵家思维么。

兵家有云："兵马未动，粮草先行"。

一个国家要想出兵作战，抵御外敌，必须要有足够的军马粮草供应，也即须国库充盈，战备物资充足，方可兴兵作战，否则国家空虚，作战不支，必败。作为一个人，也是如此。若这个人体质虚弱，又遭外邪来袭，则须先考虑充盈其"正气"，固护根本，即所谓之"虚人伤寒建其中"也。

《伤寒论》中也不乏这样思想的经方，比如第一百条：

伤寒，阳脉涩，阴脉弦，法当腹中急痛，先与小建中汤，不差者，与小柴胡汤主之。

小建中汤方

桂枝三两，去皮　甘草二两，炙　大枣二十枚，擘　芍药六两　生姜三两，切　胶饴一升

上六味，以水七升，煮取三升，去滓，内饴，更上微火消解，温服一

升，日三服。呕家不可用建中汤，以甜故也。

我们还是来先分析经文，"伤寒，阳脉涩，阴脉弦"，这是一个得了外感伤寒的患者。"阳脉涩"，何谓阳脉？此处阳脉当不是论脉象之语，因为阳脉就脉象来言，可有洪大脉、浮脉等等，因"阳脉"后边有一"涩"字，提示此阳脉当不是言脉象，而是说一种切脉的方式，即轻取。相对于沉取而言，轻取脉，即轻轻地摸脉，便是阳脉。轻切则为阳，沉取即为阴。轻轻地一切脉，脉"涩"，涩者，气血不足之象也。"阳脉涩"，说明此人体质虚弱，气血不足，正气不足。"阴脉弦"，即沉取脉弦，此为沉弦脉，即少阳有病。少阳病，脉沉弦或沉紧。此一句，提示此人是得过伤寒以后，病情转变到少阳病，并且原先体质差，气血不足。那么，这样一个患者他会有哪些临床表现呢？"法当腹中急痛"，法者，理也，应当也，即应当有腹中急痛之症。为什么会有腹中急痛？因为阴脉弦，提示少阳气郁，少阳气郁必致疏泄功能失常，再加上患者原来气血不足，脾为气血化生之源，是故必脾气虚，脾主大腹，脾虚又有疏泄功能失常，造成腹部因气血失养和疏泄紊乱而致气血不和导致急疼。"气不利则满，血不和则痛"。怎么办？"先与小建中汤"。为什么？因为经文后有小建中汤的药物组成，分析可知原是为"桂枝汤 + 芍药三两 + 饴糖一升"。芍药缓急止痛，饴糖和胃建中，补中气。同时，桂枝汤在外可以合营卫，在里可以调阴阳。"不差者"也就是不好者，即喝了小建中汤后，病还没好净，"与小柴胡汤主之"。也就提示，少阳病还没得到完全解除，但此时患者因服了小建中汤，正气已补足，可以祛除少阳之外邪也。这，就像一个国家，外敌来犯，国家已备好粮草，可以出兵抵御外来之患了。

行文此至，也许诸君会有一个疑问，那就是仲景先师曾在太阳病篇提到过"太阳病，外证未解，不可下也，下之为逆"。也就是说，一个人得了太阳病，并且还有里证之时，治疗上要先解外证，再去治里证的，否则"下之为逆"。现在，以上一条，又提出先建其中，这是为何？兵者，贵在于变也。如不懂变法，那是赵括之流，纸上谈兵。医家也如此。在解外或治里孰先孰后问题上，《伤寒论》皆为论述。概括起来，即是当患者素体弱虚之时，一般情况下是先建中，后治里；若正气不虚，则当先解外，其后治里。当然，若外证与里证相较，还要看哪一个症是主要矛盾，是重证，比如抵当汤证，里证重，当然是须要先解决主要矛盾，治里证也。

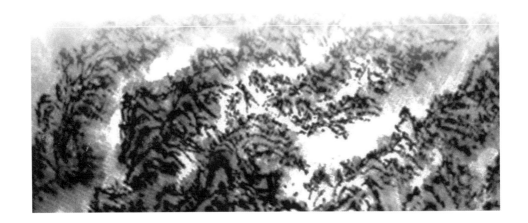

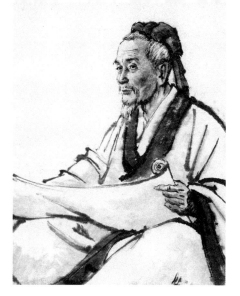

第九｜经方中的"小型战争"

《伤寒论》第一百零一条，若解读时，我们不难发现其中着实暗含着一场小型战争的直观描述呢！不信么？且听鄙人道来——

《伤寒论》第一百零一条：

伤寒中风，有柴胡证，但见一证便是，不必悉具。凡柴胡汤病证而下之，若柴胡证不罢者，复与柴胡汤，必蒸蒸而振，却复发热汗出而解。

若解读以上这一条经文，我们不难发现其中非但暗含着兵家用兵之略，还简直可以称得上是关于一场小型战争的直观描述呢。为什么这样说？且听笔者一一道来。

我们还是采取在解读经文过程中，一一阐述之。

"伤寒中风"，作者提笔便见太阳病两证，一曰太阳伤寒证，二曰太阳中风证。诸君知道，太阳中风治以桂枝汤，太阳伤寒治以麻黄汤。因为伤寒无汗，中风汗出，故用药不同。但二者皆属太阳表证，今见"有柴胡证"，因为柴胡证即为少阳证，故此句说明太阳表邪已有部分入少阳，具有少阳证之症状了。"但见一证便是，不必悉具"，是说只有见到少阳证中之一个症状之表现，便可诊为柴胡汤证，不必要将少阳证之症状全部表现出来。那么，何为少阳证之症状呢？大家知道，《伤寒论》第二百六十三条云："少阳之为病，口苦，咽干，目眩也。"又《伤寒论》第九十六条有云："往来寒热，胸胁苦满，嘿嘿不欲饮食，心烦喜呕……小柴胡汤主之。"若再加上少阳病之脉象脉弦细或沉紧，舌象苔白滑，便可谓少阳病。这些少阳病之症状，不必要全部在这个患者身上体现，只要有某种一项，便可诊断是太阳邪已侵入到少阳，怎么办？"复与柴胡汤"，就也是还给他喝小柴胡汤即可。

经以上半条经文分析，我们得知，此人原为太阳病，后转入有少阳病证，邪已入半表半里，要按常规治疗原则，则应是中风证＋少阳证，要喝桂枝汤＋治祛少阳邪气的药；若是伤寒证＋少阳证，则须喝麻黄汤＋治祛少阳邪气的药，但仲景先师却在这里开出一味汤剂——小柴胡汤，药物组成为柴胡＋黄芩＋半夏＋生姜＋人参、甘草与大枣。此为何？兵法之惯法，围魏救赵也。

为何这样讲？今患者有伤寒中风，即有太阳病，我舍太阳病于不顾，而去主攻少阳之证，治以小柴胡汤，少阳为中枢，解少阳之邪，可以外和太阳之表气，内祛阳明之燥热，一剂小柴胡汤饮罢，其用药思想便是祛少阳之邪，以解太阳之邪也。这，不就是围魏救赵么？为什么一剂小柴胡汤便可解太阳之邪呢？这是因为，手少阳为三焦经，今少阳得邪，三焦不畅，三焦不畅达则必影响上焦肺之宣发肃降，今服小柴胡汤，小柴胡解少阳之郁，黄芩祛少阳之热，半夏、生姜除中焦之水湿痰饮之处，还温振中阳，三焦得畅，上焦必通，上焦得通，津液得下，胃气以和，三焦通达，肺之功能得以恢复，是故太阳表邪之郁可解也。

"凡柴胡汤病证而下之，若柴胡证不罢者，复与柴胡汤"。此一句，是说原先庸医治少阳病用了下法，"少阳三禁"，当然是禁下的，而他用了下法，是不对的，如果柴胡证不祛除的话，还要给他喝小柴胡汤，是"见是证，用是方"的对证用药。这，也是兵法上讲的"兵来将挡，水来土掩"，即医家所谓"对证下药"。

"复与柴胡汤，必蒸蒸而振，却复发热汗出而解。"此一句，则可以看作是一场小型"战役"的生动描绘。难道不是么？且来看，"外患"此时已侵入"埋伏"在少阳，我们动用了小柴胡汤这一"武器"，埋伏着的敌人被惊惹，迅速起来，"必蒸蒸而振"。蒸蒸，繁盛样；振，寒战也，这是邪气与正气相争的表现。"却复发热"，患者此时发起烧来，此为正气奋起抗邪的表现。"汗出而解"，此为邪气斗败，随汗出而祛除体外之表现。以上三段，实为战汗作解的三个过程，表述起来，难道不恰如一场小战争么！

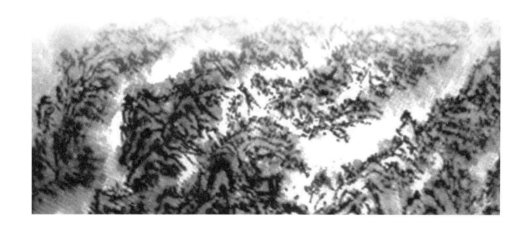

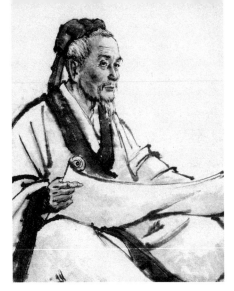

第十 | 经方中的"打蛇打七寸"

　　兵家有云,"打蛇打七寸",说的就是要击打敌人"要害",一招破敌。其实,看病何尝不亦如此?《伤寒论》中,张仲景在治疗阳明病时的一些治法,仔细琢磨,颇得"打七寸"之妙。

　　自古兵家有云,"打蛇打七寸",也有"于三军之中取上将之头",说的就是要击打敌人"要害",一招破敌。其实,看病何尝不亦如此?如果一个患者,其症状表现十分复杂,那么我们就要理清病机,找准"病根",施予救治;否则盲人摸象,治不好病不说,反而还会因误治贻害无穷。

　　且来看,《伤寒论》。仲景先师在治疗阳明病时的一些治法,仔细琢磨之,颇得"打七寸"之妙。难道不是么?我们还是举例言明——且来看《伤寒论》第二百二十九条:"阳明病,发潮热,大便溏,小便自可,胸胁满不去者,与小柴胡汤。"第二百三十条:"阳明病,胁下鞕满,不大便,而呕,舌上白苔者,可与小柴胡汤。上焦得通,津液得下,胃气因和,身濈然汗出而解。"

　　以上二条,皆是阳明病,且加少阳病。

　　仲景先师治这些病,一来顾护少阳之阳气,禁用"汗下吐"法;二来细究病机，找准病之要害处，治以小柴胡汤，以救少阳。其看似无意阳明之病，却因破少阳疾，而解阳明之围，起到了"一炮两响"之效果，真真是妙。

那么，仲景先师是如何做到这些的呢？

我们不妨分析一下。先来分析第二百二十九条。"阳明病，发潮热"。患者发潮热，当属阳明病，病证一致，既然有潮热，说明：一，可能是邪热已与邪实相结于里，此时发潮热；二，可能是阳明邪热郁于内，并没与阳明实邪相结，而只是郁而不出，只在阳明经旺时即日晡时分出。那么，到底是哪一种呢？且看后边症状，"大便溏，小便自可"。其大病是溏的，说明并没有燥屎。此为一。也有可能肠中有燥屎，若大便再溏稀，那就是热结旁流。因为"热结旁流"之证是既有燥屎相结，又见大便稀。只不过，那样大便的稀，是恶臭，是泛绿色的，而不是拉稀屎，是比稀屎更稀些。姑且不说这些，为更好地辨证，且来看小便。若是"热结旁流"，因为肠中津液已从肛门排出，那么小便必少。此处"小便自可"，可者，宜也，也就是正常。是故，此不应为"热结旁流"。排除了热结旁流，排除了肠中有燥屎，那么此时的阳明病发潮热，当属邪热郁于阳明也。"胸胁满不去者"，提示有少阳证，因为胸胁是少阳经脉之过处，"满不去"，说明邪在少阳经。此患者，有阳明郁热，又有少阳之证，怎么办？首先要考虑的是，少阳三禁——汗、吐、下，即排除了用承气汤。其次，就要考虑用柴胡剂。用柴胡剂那个方子，怎么用药？且来分析一下病机。因为阳明有郁热，说明中焦气机不畅；胸胁满不去，说明邪又在少阳经。若治以小柴胡，清解少阳经之邪，也可内疏阳明之里热。故，以小柴胡汤即可。这一"招"，就是打到了"邪在少阳经"这"七寸之上"。因为，少阳郁解，疏泄功能正常，则中焦之郁便可除去。

再来看第二百三十条。

"阳明病，胁下鞭满，不大便"，说明患者既是阳明病，又兼少阳病。因为"胁下鞭满"提示了邪在少阳；"不大便"提示病在阳明。为何会"不大便"？一是阳明气机不畅可以不大便；二是为燥屎阻滞，也可以不大便。若是燥屎，既有阳明里实，又加少阳病，那么治以大柴胡汤。但大柴胡汤证，必是有苔黄。而此处"舌上苔白"，便可排除用大柴胡汤。另外，阳明气机不畅，津液不得下滋润肠道，大便当然也会不畅的。此处又因"舌上白苔者"，故一剂小柴胡汤便可。为什么呢？仲景先师在下边解释了病机："上焦得通，津液得下，胃气因和，身濈然汗出而解。"——这，又是一招打在了疾病"邪在少阳"之七寸上。

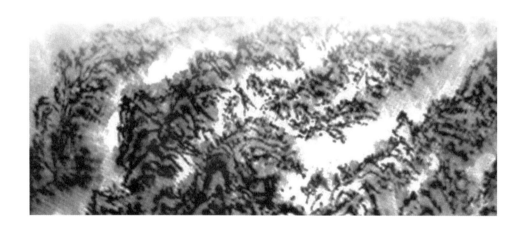

跋

少读岐黄西窗下，

柳停翠鸟篱停鸭。

邻家小女攀枝笑，

谩掷槐花香透纱。

一别朝雨似青丝，

再顾暮云胜灰发。

捻指不觉四十年，

人困酒乏卧天涯。

这是我前不久写的一首杂诗。

首句"少读岐黄西窗下"，记录了我年少时跟随祖母习学中医的旧事。还有一件事，是我在诗中没有提及的，就是我小时候特别淘气，经常组织寨中的少年"练兵打战"。当然所谓的"练兵打战"，无非是春天来了，攀到柳树上折些细嫩的柳条下来，编成"帽子"戴在头上，然后手握木制的手枪或者红缨枪去到颍河边上"排兵布阵"，有时军分两路，相互"厮杀"。这些游戏，我想凡是少小生活在故国乡村的孩子都经常玩的。我是喜欢中医的，当然更爱好习武。关于习武之事，虽然没有拜过师，然居家距少林寺颇近些，寨中也有人去到武校学习，逢年节回来，会一同在打麦场上或南寨门相互切磋，一试身手的。自然，这皆属孩提玩事，但恰是这些年少的玩乐事，影响到我以后的人生。举家搬到北京以来，一直靠着中医谋生，虽然练武之事早已丢却掉，然兴趣还是有的，只不过一因疏懒，二来住处逼仄，拳脚是不动的，每遇闲暇还是要研究些兵法。

当然我之研读兵法，少年时当是有志向的，然而日子终将自己浪荡成一介书生，此命运之安排，想必断非我一人惊讶，父辈亲戚们念此也会吃惊不小吧。实在是因为我年少时过于淘气，根本就不是一个文气的孩子，然而世事沧桑，我那份当勇士效死国事的心愿也只能在夜来灯下诵读些兵法以为安慰了。

移民来美后，我一度无所事事，乍离故国的清愁还是有一点的。现在想来，那一两年来，我不知要怎样生活才好，就索性不负责任，长日只去街上游荡，美其名曰适应新移民生活，其实说白了，竟有一点自暴自弃的意味。这时，忽有友人对我说，何不重操中医旧业呢？这也许是一条能在异国生存下去的路子哩，当然，这就需要考个中医师执照，于是便要去复习功课。对于死背书我一向是深恶痛绝的，然我深知，医学四大经典的底子，我还是有一些，现在把心性压下来，去做一些卷子，自觉向日的浪游是虚度，今日的看题是囚徒，便油然而生一些愤懑。然而，灵魂可以飞翔，吃饭之事，还是十分下里巴人的，每天上午的时间，我需要去南园温习课件。累了的时候，我去打一趟游龙八卦掌之类的，忽然，我竟觉着自己恍惚之间重回到故国乡村，过着些左手兵法、右手经方的年少时光了。一天，南园读书归来，我去海外一家论坛闲逛，此时，伏埋在我生命深处的志向一下子蓬勃起来，竟好似醍醐灌顶，我决计要做出一部思索很久的书，那就是《经方与兵法》。当然，这期间我又重新阅读了早已熟悉的过往伤寒大家的论述，特别是当代伤寒大家刘渡舟先生、胡希恕先生关于经方的著作，我更是细心揣摩研读。北京中医药大学郝万山教授关于《伤寒论》的讲座，我听过五遍之多。然而其时我只是做了《经方与兵法》的第一篇文章，心中并没多少底气，于是，我就将此文发在网上，以期听到读者的声音。当时我并没有料到以后的日子，我几乎是用一天一篇的速度完成了它。个中原因，说来还是与读者互动的结果。我说过，我做事情内心一定需要激荡的，否则我就会形同枯槁，因为实在于我，枯寂也当然很是不错。书稿杀青之后，我分别寄给了师友。当然，是想听大家的批评意见。美国仁爱医科大学教务长蒋见元先生看过之后，回评说——

"小白兄，大作拜读，非常佩服你的文采。大作着眼新颖，别具巧思，熔中医与文学于一炉，与已故伤寒大家柯雪帆先生的《医林掇英》有异曲同工之妙。柯先生的著作亦熔中医与文学于一炉。如果出版，当然是中医与文学的跨界力作，纸贵可期。"

　　所幸运的是，这本书即将出版。出版之际，我就絮絮叨叨说些上边的话，以为跋。

2020 年 7 月，苏小白于洛杉矶